Mahmooda Naqvi
Samreen Yasmeen

Associação entre estar sentado durante muito tempo e perturbações músculo-esqueléticas comuns

Mahmooda Naqvi
Samreen Yasmeen

Associação entre estar sentado durante muito tempo e perturbações músculo-esqueléticas comuns

Estudo para determinar a prevalência de perturbações músculo-esqueléticas relacionadas com o trabalho

ScienciaScripts

Imprint

Any brand names and product names mentioned in this book are subject to trademark, brand or patent protection and are trademarks or registered trademarks of their respective holders. The use of brand names, product names, common names, trade names, product descriptions etc. even without a particular marking in this work is in no way to be construed to mean that such names may be regarded as unrestricted in respect of trademark and brand protection legislation and could thus be used by anyone.

Cover image: www.ingimage.com

This book is a translation from the original published under ISBN 978-620-2-00325-4.

Publisher:
Sciencia Scripts
is a trademark of
Dodo Books Indian Ocean Ltd. and OmniScriptum S.R.L publishing group

120 High Road, East Finchley, London, N2 9ED, United Kingdom
Str. Armeneasca 28/1, office 1, Chisinau MD-2012, Republic of Moldova, Europe
Printed at: see last page
ISBN: 978-620-7-67160-1

Índice:

Dedicado à minha família

Agradecimentos

Em nome de Deus, o Clemente, o Misericordioso "Ó Senhor meu! Abre-me o peito (concede-me autoconfiança, contentamento e ousadia). E alivia-me a tarefa; e desata o nó (o defeito) da minha língua, para que compreendam o meu discurso"

Expresso de todo o coração a minha profunda gratidão aos meus pais e irmãos por terem sido pacientes comigo e terem oferecido palavras de encorajamento para estimular o meu espírito nos momentos em que foi necessário.

O meu especial apreço vai para a minha colega Samreen Yasmeen pelo seu contributo, orientação e discussão compassiva. Além disso, gostaria de agradecer o apoio de todos os outros amigos e colegas que me deram dicas úteis para conduzir a investigação subjacente à redação deste livro.

Estou igualmente grata à Dra. Farah, à Sra. Ghazala Noor Nizami, à Sra. Maryum Zehra, ao Sr. M. Sarfraz Khan e ao Sr. Shahid Khan pelo seu apoio infinito, pela sua ajuda constante, pelo seu espírito amável e compreensivo e pelo grande apoio moral que me deram na realização deste trabalho.

Autor, Dr. Mahmooda Naqvi (PT)

Capítulo 1
INTRODUÇÃO

1.1 Introdução
1.1.1 Sentado

Estar sentado é a posição básica de repouso do ser humano. O peso do corpo é suportado principalmente pelas nádegas enquanto descansa no assento de uma cadeira, bancos, bancos ou qualquer outra superfície. O tronco está mais ou menos direito ou em diferentes posições. A posição sentada assumida em actividades recreativas conduz a danos cumulativos nos músculos, ligamentos e tecidos moles do corpo. Para prevenir a incapacidade para o trabalho devido à posição sentada, há que ter em conta o impacto da conceção dos assentos e do comportamento sentado. Estima-se que 75% do trabalho nos países industrializados seja efectuado na posição sentada. A publicidade dos assentos modernos incentiva a falta de apoio postural, equiparando o conforto e o relaxamento a posturas sentadas incorrectas ou a assentos com encostos côncavos ou ocos.

1.1.2 Sentar-se durante muito tempo

Os perigos para a saúde da posição sentada prolongada foram identificados há 300 anos por um médico italiano e pai da medicina do trabalho, Ramazzani e Bernardino. O tempo prolongado na posição sentada é uma ação específica de um estilo de vida sedentário, independente da atividade física. Num local de trabalho moderno, muitos trabalhadores têm de passar mais de metade do seu tempo na posição sentada. As investigações mostram que a permanência prolongada na posição sentada está associada a resultados negativos para a saúde e surge como um fator de risco para distúrbios metabólicos, doenças cardiovasculares, colesterol, obesidade, ovários poliquísticos e cancros. Também aumenta a taxa de mortalidade (1-7). Ramazzani prova que a posição sentada prolongada leva à deformação da coluna vertebral e provoca dor lombar. A posição sentada durante um período de tempo prolongado pode causar mais pressão sobre o disco do que a posição de pé ou a posição de trabalho de sentado para levantado e esta pressão leva à erosão do disco e encurta a altura vertebral, o que pode causar compressão do disco. Como explica Barry H. Kantowitz em Human Fator (8), estar sentado durante 40 horas por semana pode ter um impacto significativo na saúde dos trabalhadores e, neste caso, a maioria dos trabalhadores sofre de problemas no pescoço e nas costas.

Em comparação com as profissões caracterizadas por uma atividade física dinâmica, o grupo que engloba as pessoas potencialmente expostas a uma posição sentada prolongada em posições ergonomicamente adversas apresenta um risco significativamente mais elevado de riscos para a saúde do que um grupo socioeconomicamente comparável com exigências de trabalho físico mais dinâmicas. Os trabalhadores expostos a actividades como levantar objectos pesados, dobrar-se, estender a mão, empurrar e puxar cargas pesadas, trabalhar em posturas corporais incómodas e executar repetidamente as mesmas tarefas ou tarefas semelhantes correm o risco de sofrer lesões.

1.1.3 Quem está em risco?

O trabalho de atendimento ao cliente por computador é uma das profissões em rápido crescimento em todo o mundo. A utilização simultânea do telefone e do computador é uma exigência necessária em quase todas as actividades profissionais, como a banca, as reservas aéreas, as vendas, os seguros, as escolas e os hospitais, que são os exemplos mais comuns de serviços informáticos de apoio ao cliente. Os trabalhadores informáticos podem ser definidos como as pessoas que trabalham em unidades de visualização, terminais de visualização de vídeo que incluem teclado, rato e monitor. Incluem-se também os assistentes pessoais digitais, os computadores de mão, os dispositivos de organização pessoal ou computadores móveis de pequenas dimensões semelhantes, o iPad e os tablets.

No sector bancário, os bancários têm de estar sentados durante um período de tempo prolongado e, devido à conceção inadequada do posto de trabalho, à posição de trabalho e à utilização de unidades terminais de visualização de vídeo, equipamento móvel e outro equipamento para recolha, processamento e programação de dados, movimentos estereotipados dos braços, mãos e dedos e tarefas profissionais repetitivas com tempos de ciclo curtos, que conduzem a um elevado risco de perigos para a saúde, especialmente perturbações músculo-esqueléticas relacionadas com o trabalho. Uma lesão ou perturbação dos tecidos moles, incluindo tendões, ligamentos ou outros tecidos moles conexos, resultante da exposição a factores de risco como uma postura incorrecta, movimentos repetitivos e esforços vigorosos.

Esta posição sentada prolongada e os movimentos repetitivos não abrangem apenas os bancários, mas também o estafeta de 30 anos que está a tentar ultrapassar a barreira das três horas na maratona ou o advogado de 40 anos. Mesmo entre os atletas profissionais, pode ser necessário considerar os efeitos da posição sentada prolongada, uma vez que estes têm de passar grande parte do seu tempo em deslocações. Bhanderi relata que as perturbações músculo-esqueléticas relacionadas com o trabalho foram investigadas e relatadas em operadores de computador/utilizadores de teclado, ourives, escultores de pedra e trabalhadores de fábricas de calçado(9).

1.1.4 Perturbações músculo-esqueléticas

As perturbações músculo-esqueléticas são um problema negligenciado e de crescimento mais rápido nos bancários de todo o país. As lesões por esforços repetitivos (LER) são devidas a microtraumas e a uma postura incorrecta durante um período de tempo prolongado. O Bureau of Labor Statistics do Departamento do Trabalho define as LME como: O sistema músculo-esquelético e as doenças e perturbações do tecido conjuntivo quando o evento ou a exposição que conduz ao caso é uma reação corporal (por exemplo, dobrar-se, trepar, rastejar, alcançar e torcer), esforço excessivo ou movimento repetitivo (10). Um estudo propôs que se tratava de um impacto do esforço excessivo quando os trabalhadores são expostos a movimentos forçados e repetitivos numa postura incómoda durante um período de tempo prolongado (11). As LER/DORT incluem entorses musculares, distensões e dores de costas. Tem sido geralmente aceite que o risco de desenvolver problemas músculo-esqueléticos se deve à má postura e às posições estacionárias dos trabalhadores bancários. Assim, o rápido desenvolvimento tecnológico nesta era eletrónica afecta drasticamente tanto os empregados como os empregadores, devido à elevada prevalência de perturbações do sistema músculo-esquelético, como espasmos cervicais e lombares, lordose e cifose, bursite deltoide, cotovelo de golfista e síndrome do túnel cárpico. A principal causa destas DORT é a postura sentada prolongada (12). A avaliação da exposição aos factores de risco é um passo fundamental na prevenção das LMERT (13)

1.1.5 Ergonomia

A ergonomia é o campo de estudo que procura adaptar o trabalho à pessoa, e não a pessoa ao trabalho. Isto é conseguido através da avaliação e conceção de locais de trabalho, ambientes, tarefas, equipamento e processos em relação às capacidades e interacções humanas no local de trabalho. Sempre que há uma mudança no local de trabalho (novo empregado, nova cadeira, nova secretária), são necessárias novas soluções ergonómicas. É importante que todo o mobiliário (cadeiras, secretárias) e outros acessórios sejam ajustáveis, de modo a satisfazer as necessidades individuais dos trabalhadores. A ergonomia abrange toda a área de trabalho, incluindo questões relacionadas com a cadeira, o posto de trabalho e a iluminação. A conceção ergonómica dos postos de trabalho e os programas de sensibilização demonstram uma redução efectiva das LER/DORT e proporcionam benefícios aos trabalhadores e à entidade patronal.

O rápido desenvolvimento tecnológico nesta era eletrónica afecta drasticamente tanto os empregados como o local de trabalho.

A utilização eficaz de práticas ergonómicas ajudará a manter níveis elevados de produtividade, evitando lesões dolorosas e dispendiosas e aumentando a satisfação dos trabalhadores. Ao conceber o trabalho em função da pessoa, os trabalhadores terão um menor risco de lesões e uma melhor perceção do seu papel no trabalho "centrado no trabalhador". Em alguns estados, as LME são responsáveis por 40% dos custos de indemnização dos trabalhadores e causam uma redução de até 1,6% do produto interno bruto (PIB) do próprio país. Os DORT reduzem a rendibilidade das empresas e aumentam os custos sociais dos governos (14).

O Conselho de Administração da Agência Europeia para a Segurança e a Saúde no Trabalho decidiu dedicar o ano de 2007 da Campanha de Segurança e Saúde no Trabalho ("Aliviar a Carga") às perturbações músculo-esqueléticas relacionadas com o trabalho. A campanha europeia contra as lesões músculo-esqueléticas relacionadas com o trabalho em 2007 tem por objetivo promover uma abordagem de gestão integrada para lidar com as lesões músculo-esqueléticas relacionadas com o trabalho, a prevenção das lesões músculo-esqueléticas relacionadas com o trabalho e a reabilitação dos trabalhadores que delas sofrem. A conceção ergonómica dos postos de trabalho e das oficinas revela uma redução das LMERT e benefícios para o empregador, incluindo a poupança nos custos de indemnização dos trabalhadores, a diminuição do absentismo e o aumento da produtividade. Assumiu-se que as LMERT representam cerca de 29% das lesões profissionais nos EUA (15). Conclusivamente, na Europa, as LMERT são um problema de saúde crescente e representam cerca de 39% dos problemas de saúde no trabalho (16).

1.2 Natureza do estudo

Trata-se de um estudo transversal que visa determinar a relação entre a posição sentada prolongada e as perturbações músculo-esqueléticas relacionadas com o trabalho em dois grupos de bancários. Um grupo é constituído por bancários do sector privado e o outro por bancários do sector público.

1.3 Importância do estudo

Embora tenha sido efectuada uma vasta investigação a nível mundial sobre as perturbações músculo-esqueléticas, a frequência das perturbações músculo-esqueléticas associadas à posição sentada prolongada dos bancários não tinha sido estudada anteriormente no Paquistão. O papel da ergonomia e a sua sensibilização são outras áreas-chave que ainda não foram abordadas, especialmente entre os bancários. Uma vez que as condições ergonómicas favoráveis, as curtas pausas de descanso e o bom posicionamento postural são factores de prognóstico para os bancários com perturbações músculo-esqueléticas. Por conseguinte, este estudo tem como objetivo realçar determinadas questões que serão o fator decisivo para futuros programas de educação postural e programas de sensibilização para a modificação do estilo de vida.

1.4 Objectivos da investigação

A elevada prevalência de LMERT entre os trabalhadores e o seu impacto considerável na vida profissional tornam imperativo que sejam tomadas medidas no local de trabalho. Estas acções podem ter vários objectivos diferentes. Em primeiro lugar, as acções podem ter como objetivo prevenir a ocorrência de LMERT no local de trabalho. As intervenções que visam a prevenção primária das LMERT são abordadas numa análise da literatura separada no nosso relatório sobre a prevenção das LMERT relacionadas com o trabalho. Em segundo lugar, as acções podem ter como objetivo prevenir a recorrência de sintomas após a primeira ocorrência e evitar que os trabalhadores tenham de abandonar a força de trabalho em consequência dos seus sintomas. Em terceiro lugar, as intervenções podem ter como objetivo reduzir a progressão da doença e prevenir a incapacidade profissional permanente devido a LME, centrando-se na reintegração dos trabalhadores que abandonaram a força de trabalho devido aos seus sintomas.

Capítulo 2
FACTORES DE RISCO DE PERTURBAÇÕES MÚSCULO-ESQUELÉTICAS RELACIONADAS COM O TRABALHO

2.1 Introdução

Os computadores são parte integrante da vida neste tempo de alta tecnologia e já não necessitam de formação especializada para serem utilizados. Em todas as esferas da vida, a dependência dos computadores é cada vez maior e esta utilização generalizada deu origem a alguns problemas de saúde importantes nos utilizadores de computadores. Apesar dos benefícios da utilização do computador, o objetivo desta investigação é alertar os trabalhadores para os seus efeitos adversos na saúde e a entidade patronal para os custos dos cuidados de saúde devido à diminuição da produtividade e ao aumento do absentismo dos trabalhadores. A utilização profissional do computador aumentou rapidamente na última década. Os investigadores referem que 93% dos trabalhadores norte-americanos utilizam computadores mais de 4 horas por dia (1). Um inquérito realizado pelo Conselho de Segurança e Saúde no Trabalho (OSHC) em Hong Kong revelou que 48% dos trabalhadores passam pelo menos 4 horas por dia num computador (2).

Neste meio de comunicação eletrónico, a utilização do computador limita os movimentos corporais, afecta a postura e provoca várias dores e desconforto nas costas, no pescoço, nos ombros e nos membros superiores. Os problemas músculo-esqueléticos relacionados com o trabalho são uma questão importante de saúde e segurança no trabalho em todo o mundo. As lesões músculo-esqueléticas relacionadas com o trabalho são síndromes caracterizadas por desconforto, incapacidade, deficiência ou dores persistentes nas articulações, músculos, tendões ou outros tecidos moles. Estas lesões músculo-esqueléticas são conhecidas como Síndroma de Sobreutilização Profissional ou Perturbações por Traumatismos Cumulativos e, na Austrália, também são conhecidas como Lesões por Esforços Repetitivos (3-5). O termo Lesões por Esforços Repetitivos mostra o movimento repetitivo da musculatura do pescoço, das costas e dos membros superiores. Num estudo, os empregados de escritório referiram múltiplas fontes de dor e dores, em comparação com os empregados que trabalham num posto de trabalho com computador, e o pescoço (62,5%), os olhos (61,7%) e os ombros (60,1%) foram as três principais regiões de dor e dores referidas (6).

2.2 Factores de risco de WRMSD

Geralmente, as DORT resultam de movimentos repetitivos e vigorosos das mãos e dos braços, como endireitar, dobrar, agarrar, segurar, torcer. Estes movimentos não são perigosos na nossa vida quotidiana, mas tornam-se perigosos quando são executados repetidamente de forma enérgica e sem pausas. As DORT estão associadas a padrões de trabalho específicos no local de trabalho, como a posição específica do corpo, de pé ou sentado, durante um período de tempo prolongado, os movimentos forçados repetitivos, o ritmo de trabalho, a fadiga corporal, a duração da utilização do computador, a conceção inadequada do posto de trabalho, do equipamento e das ferramentas, a falta de conhecimentos ergonómicos, as vibrações, a iluminação e os factores psicossociais. Podemos analisar cada um deles um a um.

2.2.1 Postura

A postura é a posição em que mantemos o nosso corpo quando estamos de pé, sentados ou deitados. A boa postura é o alinhamento correto das partes do corpo apoiado pela quantidade certa de tensão muscular contra a gravidade. A postura é a razão mais importante para as perturbações músculo-esqueléticas relacionadas com o trabalho. Quando olhamos para a conceção do posto de trabalho, as cadeiras, os acessórios, o monitor e os dispositivos de entrada podem ajudar ou dificultar a manutenção de uma boa postura, mas não podem manter uma boa postura. Ter um posto de trabalho ergonómico não garante uma boa postura, mas facilita uma postura neutra. É um esforço individual aprender e praticar uma postura correcta. Silver Stein referiu que a postura incómoda, os movimentos repetitivos e a força são factores altamente persuasivos de perturbações músculo-esqueléticas relacionadas com o trabalho (7). Noutro estudo, Propionates relata que os movimentos repetitivos e as cargas estáticas devidos a posturas de trabalho constrangidas causam lesões músculo-esqueléticas; o computador utilizado pode estar mais fortemente relacionado com perturbações das mãos e dos braços do que do pescoço e do ombro (8).

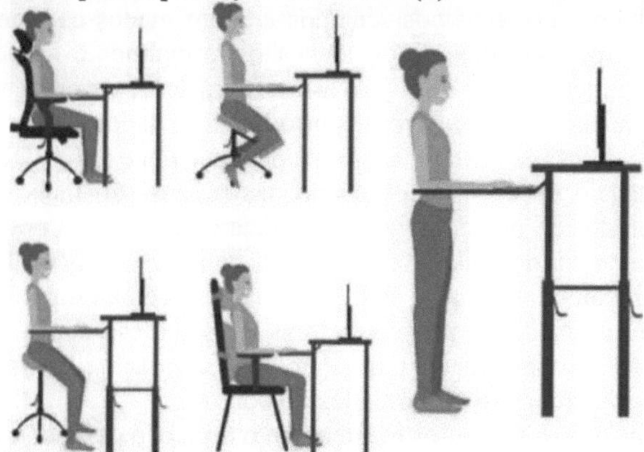

Figura 1: Diferentes posturas de trabalho

2.2.1.1 Postura de pé

Trabalhar de pé pode ser considerado uma posição versátil devido à mobilidade das pernas e ao facto de ter um grande grau de liberdade. Esta posição permite que um trabalhador execute os processos de trabalho de uma forma fácil e eficiente, o que tem um impacto; esta posição de trabalho torna o trabalhador mais produtivo e, consequentemente, contribui para uma elevada produtividade da indústria. No entanto, quando os trabalhadores passam um longo período de tempo na posição de pé durante o seu horário de trabalho, podem sentir desconforto e fadiga muscular no final do dia de trabalho. Em pé, uma postura correcta ajuda-nos a manter os ossos e as articulações corretamente alinhados para que os nossos músculos sejam utilizados corretamente, diminuindo o desgaste anormal das superfícies articulares que pode resultar em artrite degenerativa e dores nas articulações. Diminui a tensão sobre os ligamentos que mantêm as articulações da coluna vertebral unidas, minimizando a incidência de lesões. Permite que os músculos trabalhem de forma mais eficiente, permitindo que o corpo utilize menos energia e, por conseguinte, evitando a fadiga muscular. Ajuda a prevenir distensões musculares e perturbações por uso excessivo. Propõe-se que a posição de pé prolongada esteja associada a dores lombares nos trabalhadores industriais (9). A duração da posição de pé contribui significativamente para as LMERT e presume-se que, se um trabalhador estiver de pé durante 4 horas/dia, é mais suscetível de sofrer de dores lombares (10).

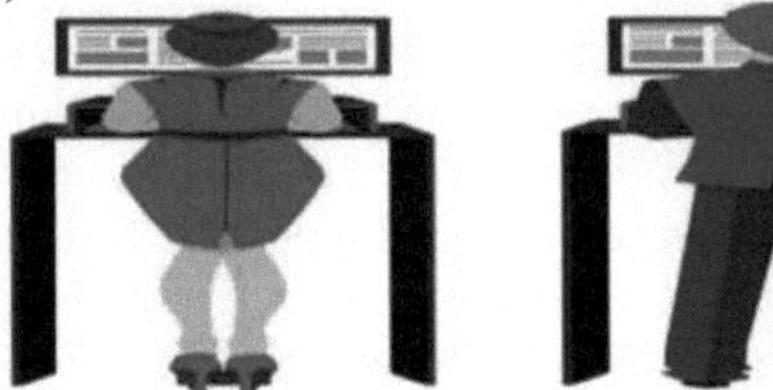

Figura 2: Postura de trabalho em pé

2.2.1.2 Postura sentada

A permanência prolongada na posição sentada é um grave problema de saúde e segurança no trabalho. Os trabalhos sentados exigem menos esforço muscular, mas isso não isenta as pessoas dos riscos de lesão normalmente associados a tarefas fisicamente mais exigentes. Por exemplo, os escriturários, os empregados de linhas de montagem electrónicas e os operadores de introdução de dados que trabalham sentados também sofrem de dores nas costas, sensibilidade muscular e dores. De facto, os relatos de varizes, rigidez do pescoço e dormência nas pernas são mais comuns entre os trabalhadores sentados do que entre os que realizam tarefas mais pesadas. Um estudo sobre "Ergonomia na dor de costas" realizado nos Países Baixos em 2003 concluiu que as más posturas incómodas causam fadiga, tensão e, eventualmente, dor, bem como deformações estruturais do corpo, contraturas musculares, dores nas costas e nas pernas, diminuição da capacidade pulmonar, má circulação, pressão intravascular, dobras no intestino e muitas irregularidades no corpo(11).

Estar sentado exige que os músculos mantenham o tronco, o pescoço e os ombros numa posição fixa. Uma posição de trabalho fixa comprime os vasos sanguíneos dos músculos, reduzindo o fornecimento de sangue aos músculos em atividade precisamente quando estes mais precisam. Além disso, a permanência prolongada na posição sentada está associada a efeitos na saúde, como a síndrome metabólica, incluindo diabetes, doenças cardíacas e problemas de saúde mental. As provas sugerem que o sedentarismo durante mais de 11 horas por dia prejudica a saúde e é possível que o sedentarismo durante mais de 8 horas por dia prejudique a saúde. Uma vez que se trata de uma área de investigação emergente, ainda não é claro se é melhor reduzir a quantidade total de tempo sentado ou interromper o tempo sentado em 2-3 minutos por hora, ou ambos. Outro estudo mostra que a permanência prolongada na posição sentada aumenta o risco de morte precoce e de diabetes (14-16).

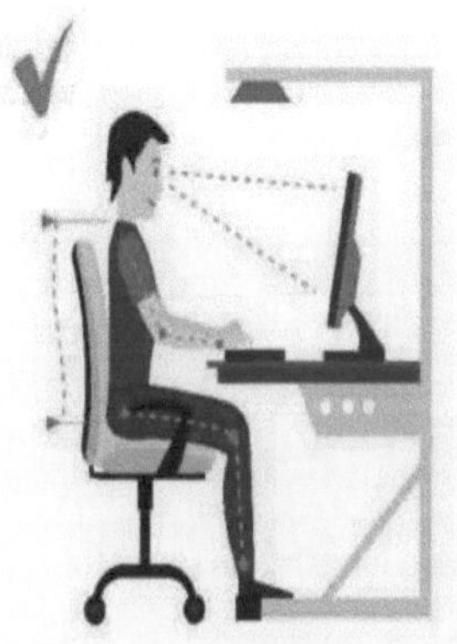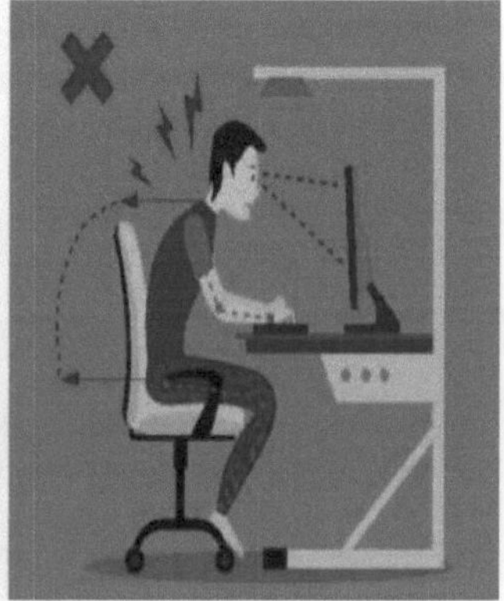

Figura 3: Postura de trabalho sentado

2.2.1.2.1 Postura no posto de trabalho do computador

Os utilizadores regulares de computadores executam 50.000 a 200.000 toques nas teclas todos os dias. Em determinadas circunstâncias e para indivíduos vulneráveis, a utilização frequente do computador, que envolve posturas incómodas, repetição e esforços vigorosos, pode estar relacionada com lesões nos nervos, músculos, tendões e ligamentos. Os profissionais de saúde aconselham a utilização de um posto de trabalho adequado e a evitar posturas extremas durante um período de tempo prolongado para minimizar o risco de lesões no pescoço, nas costas e nos membros superiores. As lesões por utilização excessiva desenvolvem-se com o tempo e podem surgir mais rapidamente se passar muitas horas sentado ao computador em casa ou no trabalho.

Punnet et al propuseram que a duração da utilização do computador estava mais consistentemente associada a sintomas e perturbações nos braços do que no pescoço ou no ombro (17). Um estudo realizado no Kuwait entre utilizadores de computadores que trabalhavam em bancos mostrou que 80% dos trabalhadores sofreram pelo menos um ataque de uma perturbação músculo-esquelética no ano anterior, enquanto 57% sofreram ataques durante a semana anterior (18). Os maus hábitos posturais e as dores cervicais são cada vez mais comuns entre os indivíduos que trabalham predominantemente com computadores, com más posturas, incluindo a posição da cabeça para a frente, o ombro protraído e a inclinação das escápulas, sendo o teclado e o rato os principais responsáveis pelas perturbações dos membros superiores (19). Um estudo efectuado por Punnet L e Jensen C em 1997 e 2002 revelou que os problemas mais reclamados são as dores lombares, as dores no pescoço e as dores no pulso. As dores nos pés e nos joelhos são as menos queixadas quando se trabalha com sistemas informáticos e as dores são mais graves nas pessoas com mais de quatro anos de experiência de trabalho no sistema informático. Os trabalhadores informáticos correm o risco de desenvolver perturbações músculo-esqueléticas dos membros superiores relacionadas com o trabalho (20, 21).

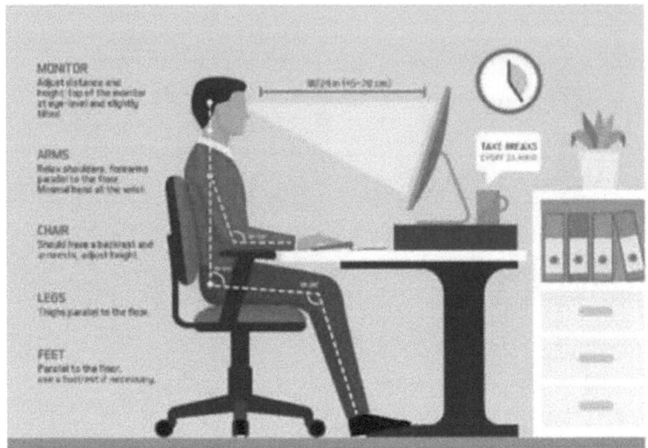

Figura 4: Postura no posto de trabalho do computador

Para minimizar o risco de lesões musculoesqueléticas, é útil compreender a posição neutra do corpo, que reduz o risco de desenvolver lesões musculoesqueléticas. Eis algumas dicas para manter uma posição corporal neutra enquanto trabalha no computador.

> As mãos, os pulsos e os antebraços estão direitos, alinhados e aproximadamente paralelos ao chão.

> A cabeça está nivelada ou ligeiramente inclinada para a frente, virada para a frente e equilibrada. Geralmente, está alinhada com o tronco.

> Os ombros estão relaxados e os braços pendem normalmente ao lado do corpo.

> Os cotovelos ficam junto ao corpo e são dobrados entre 90 e 120 graus.

> Os pés são totalmente apoiados no chão ou pode ser utilizado um apoio para os pés se a altura da secretária não for ajustável.

> As costas estão totalmente apoiadas com um apoio lombar adequado quando se está sentado na vertical ou ligeiramente inclinado para trás.

> As coxas e as ancas são apoiadas por um assento bem almofadado e geralmente paralelo ao chão.

> Os joelhos ficam aproximadamente à mesma altura das ancas, com os pés ligeiramente para a frente.

2.2.1.2.2 Postura de condução

Parece evidente que os condutores profissionais têm um risco acrescido de desenvolver dores nas costas. Não só estão expostos à vibração de todo o corpo (vibração), como o seu trabalho inclui muitas vezes o conhecimento de vários outros factores de risco para a lombalgia (LBP), particularmente a postura sentada e o manuseamento manual de materiais (MMH). As exigências excessivas em termos de postura são susceptíveis de ser agravadas pela vibração.

Utilize um apoio para as costas (rolo lombar) na curva das costas. Os joelhos devem estar ao mesmo nível ou mais altos do que as ancas. Aproxime o assento do volante para apoiar a curva das costas. O banco deve estar suficientemente próximo para permitir que os joelhos se dobrem e que os pés alcancem os pedais. A condução implica uma posição sentada prolongada, uma postura fixa e vibrações, podendo qualquer uma destas situações provocar diretamente problemas músculo-esqueléticos (22).

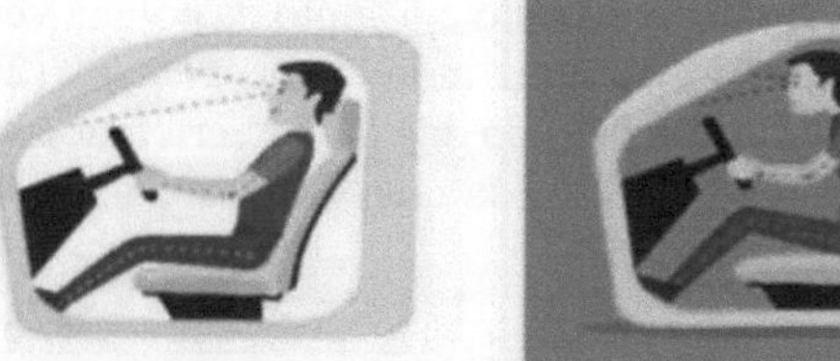
Figura 5: Postura de condução

2.2.1.3 Consequências da má postura

A má postura pode levar a um esforço excessivo ou à tensão dos músculos posturais ao manter uma determinada posição durante um período de tempo prolongado. Por exemplo, é o que acontece normalmente com as pessoas que se inclinam para a frente pela cintura durante um período prolongado no local de trabalho, pois os seus músculos posturais são mais susceptíveis de se lesionarem e provocam dores nas costas. Vários factores contribuem para a má postura, sendo os mais comuns o stress, a obesidade, a gravidez, músculos posturais fracos, músculos anormalmente tensos e sapatos de salto alto. Além disso, a diminuição da flexibilidade, um mau ambiente de trabalho, uma postura de trabalho incorrecta e hábitos pouco saudáveis de sentar e levantar também podem contribuir para um mau posicionamento do corpo. Um estudo efectuado por Jepsen e Thomsen referiu que os exercícios e a educação postural eram formas eficazes de medidas preventivas do desconforto músculo-esquelético (23).

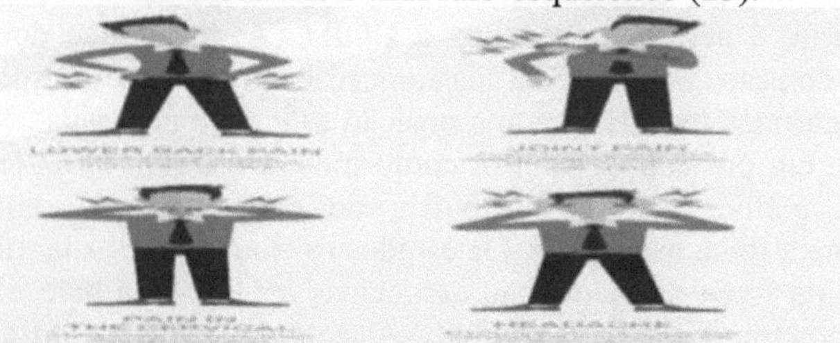
Figura 6: Consequências de uma má postura

2.2.2 Cadeira ergonómica

Nesta era, a maior parte do nosso tempo é passado sentado, a fazer trabalho de escritório, a ver televisão ou a viajar, etc., e esta posição prolongada na cadeira de escritório leva a maus hábitos posturais, como cabeça para a frente, ombros protraídos ou talvez uma postura desleixada. A sua cadeira deve apoiar as suas costas numa posição vertical e relaxada. Se as costas da cadeira não oferecerem apoio suficiente, tente colocar uma toalha enrolada ou uma almofada entre as costas e a cadeira. A altura da cadeira deve permitir-lhe ter os pés bem assentes no chão, com as coxas aproximadamente paralelas ao chão. Se a cadeira for demasiado alta, utilize um apoio para os pés para manter os joelhos e as ancas nivelados. Sentar-se numa cadeira de escritório durante um período de tempo prolongado sobrecarrega três vezes mais a coluna vertebral, o que provoca dores lombares. Um estudo relata que, durante a posição sentada, o peso da parte superior do corpo é suportado pela tuberosidade isquiática e o aumento do peso durante um período de tempo prolongado aumenta as cargas na coluna vertebral (24) e outro estudo propõe que as opções de assento, como as bandejas de assento para a frente, o encosto e o apoio da coluna vertebral, diminuem a pressão na tuberosidade isquiática para os indivíduos sentados (25-27). Um estudo realizado por Makhouses revelou que o apoio da coluna vertebral em combinação com o mecanismo de libertação isquiática provoca uma diminuição substancial da pressão isquiática e mantém a lordose lombar (28).

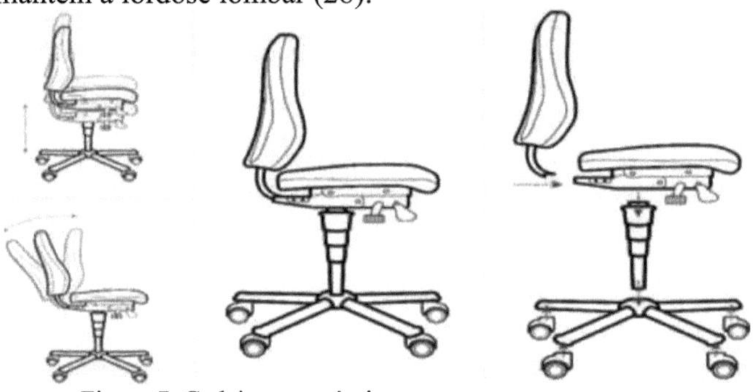

Figura 7: Cadeira ergonómica

2.2.3 Força

Uma força é uma quantidade de esforço que o corpo aplica para levantar os objectos, utilizar ferramentas e deslocar-se. O exercício de força durante um período de tempo prolongado numa posição específica, sem tempo de recuperação ou com um tempo de recuperação curto, é perigoso e conduz a DORT. A quantidade de força depende principalmente do peso do objeto e da sua colocação em relação ao corpo; por exemplo, um caixote de garrafas levantado numa posição estendida necessita de mais força do que um caixote em posição de aperto, como mostra a figura 8; as ferramentas que permitem uma melhor posição do pulso, do cotovelo e do ombro diminuem substancialmente a força necessária. Os estudos revelaram que as tarefas repetitivas e que exigem muita força da mão estão associadas a LERM da mão e do pulso (29). Outro estudo mostrou que estas perturbações são agravadas pela postura extrema do pulso e do braço, pelo frio, pela temperatura e pela vibração (30).

O trabalho sentado num ambiente de escritório está associado a trabalho repetitivo. Em suma, a posição sentada prolongada e os movimentos repetitivos exercem uma pressão adicional sobre os músculos, os ligamentos e outras partes do sistema músculo-esquelético.

Os movimentos repetitivos tornam-se perigosos quando são efectuados com demasiada rapidez durante um período de tempo prolongado. Os movimentos repetitivos são muito cansativos, uma vez que o trabalhador não consegue recuperar num curto espaço de tempo, provocando fadiga muscular. Este tipo de movimentos repetitivos conduz a DORT. Os investigadores classificam estes movimentos repetitivos em tarefas altamente repetitivas e tarefas pouco repetitivas. Se forem necessários menos de 30 segundos para concluir a tarefa, esta é conhecida como tarefa de elevada repetição e se forem necessários mais de 30 segundos para concluir a tarefa, esta é conhecida como tarefa de baixa repetição (31). Um estudo efectuado por Ann E. Barr, et al. revelou uma forte relação entre força, movimentos repetitivos e tendinite da mão e do pulso (32). Outro estudo sugere que a exposição prolongada a tarefas forçadas e repetitivas com as mãos conduz à síndroma do túnel cárpico (STC) e a outras lesões do sistema músculo-esquelético da mão (33).

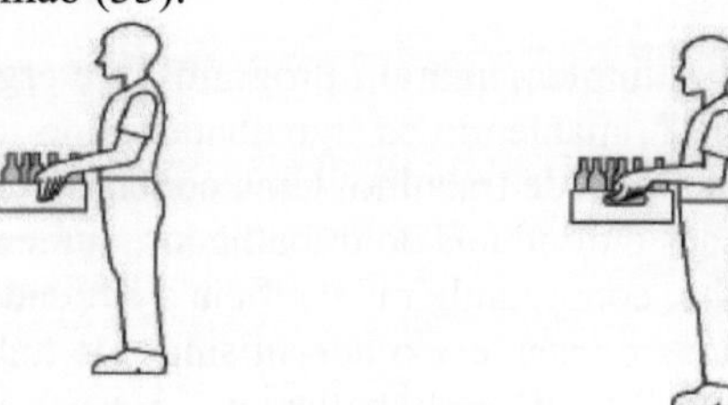

Figura 8: Comparação do manuseamento do caixote

2.2.4 Vibração

A vibração afecta os tendões, os músculos, as articulações e os nervos. Os trabalhadores podem ser expostos a vibrações de corpo inteiro ou a vibrações localizadas. A vibração de corpo inteiro é sentida pelos condutores de camiões e autocarros. A exposição a vibrações localizadas pode ser causada por ferramentas eléctricas. Os sintomas mais comuns são a dormência dos dedos, a perda de tato, a perda de aderência e a dor. Além disso, o trabalhador pode utilizar mais força e posições corporais incómodas porque as ferramentas manuais de vibração são mais difíceis de controlar. A exposição à vibração também pode levar à perda de sensibilidade nas mãos e nos braços. Como resultado, podemos avaliar mal a quantidade de força necessária para controlar as ferramentas e utilizar demasiada força, o que aumenta a fadiga.

2.2.5 Fator de risco ambiental e psicossocial

O calor extremo e as vibrações têm um impacto negativo nos trabalhadores que operam equipamentos de construção e agrícolas. Estes factores, juntamente com uma postura sentada prolongada e um posto de trabalho mal concebido, são susceptíveis de provocar DORT e lombalgia. Numerosos estudos revelam que o stress é um fator de risco para as lesões profissionais, podendo os factores que contribuem para tal incluir a falta de participação na tarefa, um posto de trabalho inadequado, trabalho monótono e um ritmo de trabalho excessivo. Selye define o stress no trabalho como uma resposta inespecífica do corpo a quaisquer exigências que lhe sejam feitas (34). Piko explica-o como um feedback de um indivíduo em relação ao seu ambiente (35). Outro estudo mostra que o stress é uma questão importante de segurança e de saúde no trabalho e que tem um impacto perigoso na saúde e no sucesso dos trabalhadores (36), e quando um trabalhador sofre de stress devido ao ambiente de trabalho, torna-se suscetível do ponto de vista fisiológico, psicológico e comportamental (37). Assim, podemos concluir dos estudos acima referidos que o impacto psicossocial e ambiental desempenha um papel importante numa organização.

Capítulo 3
PREVENÇÃO DE
PERTURBAÇÕES MÚSCULO-ESQUELÉTICAS
RELACIONADAS COM O TRABALHO

3.1 Introdução

As entidades patronais que implementaram programas de ergonomia tiveram grande sucesso em evitar os DORT, mantendo os trabalhadores no trabalho e aumentando a produtividade e a moral no local de trabalho. Uma conceção ergonómica saudável não só maximiza as capacidades individuais do trabalhador, aumentando a produtividade e a satisfação com o trabalho, como também beneficia a entidade patronal, reduzindo os custos com as necessidades de saúde e o absentismo dos trabalhadores. Em geral, a ergonomia permite "adaptar a tarefa ao trabalhador". A ergonomia envolve a conceção do trabalho e dos locais de trabalho de modo a satisfazer as necessidades físicas e psicológicas do utilizador (38). O objetivo da ergonomia é maximizar a qualidade da vida profissional e minimizar a ocorrência de DORT. Os principais componentes de um posto de trabalho de escritório incluem a secretária, a cadeira e o equipamento utilizado para realizar tarefas de escritório, frequentemente um computador. Outra coisa importante é educar o empregado sobre o alinhamento postural e fazer pausas para exercícios para minimizar o risco de lesões. Aqui podemos ver um por um.

3.2 Educação postural

Em vez de redesenhar a cadeira, uma solução diferente para as dores de costas e outros problemas associados ao sentar-se na cadeira é educar o empregado. A Reeducação Postural Global é uma abordagem global para o tratamento de doenças músculo-esqueléticas. A reeducação postural global foi desenvolvida no início de 1980 por um professor francês, Philippe Souchard (39). Ele critica a conceção das cadeiras e afirma que a formação é sobre a utilização do corpo. Trata-se de uma parte importante da prevenção dos DORT. O professor explica os perigos para a saúde das posturas prolongadas e dá recomendações sobre a posição de trabalho num posto de trabalho específico. Os trabalhadores precisam de saber como ajustar o posto de trabalho às suas necessidades individuais para tarefas específicas. Jepsen e Thomsen referiram que os exercícios e a educação postural eram formas eficazes de medidas preventivas do desconforto músculo-esquelético nos postos de trabalho com computadores (40).

3.3 Pequena pausa para exercício

O corpo não foi concebido para manter uma postura durante um longo período de tempo, mesmo numa posição correcta. Os trabalhadores precisam de intervalos regulares durante o seu horário de trabalho para evitar lesões de saúde ocupacional. Deve mudar frequentemente a sua posição de trabalho ao longo do dia das seguintes formas Fazer pequenos ajustes na cadeira ou no encosto. Mudar a posição sentada e efetuar alongamentos de vez em quando.

Exercícios básicos de alongamento, incluindo

> Geral: Levante-se e estique os braços sobre a cabeça.

> Pescoço: Inclinar a cabeça para um lado (da orelha ao ombro); manter; relaxar;

repetir do outro lado.

> Ombros: Lentamente, levar os ombros até às orelhas e manter por breves instantes.

> Pulso: Segurar o braço esticado à frente; puxar a mão para trás com a outra mão, depois puxar para baixo; manter; relaxar; repetir com a outra mão, como mostra a Fig. 9.

Omer et al, (2003/2004) promovem o treino da postura e exercícios adequados como formas de reduzir o desconforto músculo-esquelético durante a utilização de computadores. Observaram uma diferença significativa após o tratamento, em que a melhoria da postura do doente eliminou a distribuição incorrecta do peso nos músculos e o aumento concomitante da flexibilidade e da potência muscular, que reduziu os índices de incapacidade para a dor (41). Saltzman (1998) argumentou que as pequenas pausas para alongamentos eram eficazes na redução da rigidez, das dores musculares e do stress. Verificou-se que uma maior sensibilização para a necessidade de mini-intervalos frequentes e de uma ergonomia adequada do posto de trabalho aumentava a produtividade e o prazer das pessoas que trabalham com um computador pessoal (42).

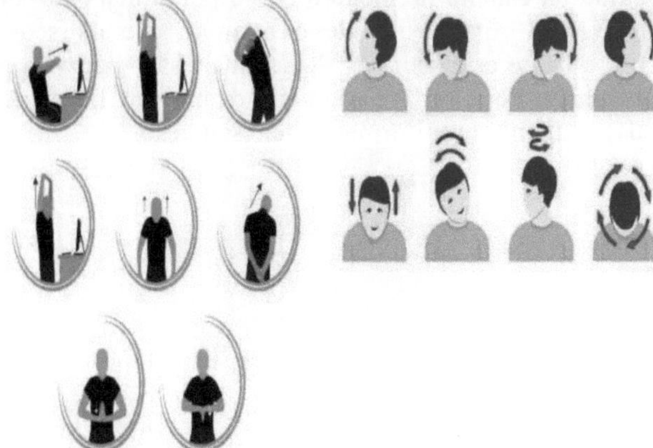

Figura 9: Exercício de alongamento

3.4 Oferecer variação na tarefa

A organização deve garantir que todos os trabalhadores têm acesso a uma variedade de tarefas e actividades para evitar estar sentado ou de pé durante muito tempo e aplicar o princípio do enriquecimento do trabalho. O enriquecimento do trabalho é um conceito de gestão que implica a reformulação dos postos de trabalho, de modo a torná-los mais exigentes para o trabalhador e a reduzir o trabalho repetitivo (43). Para melhorar a motivação e a produtividade dos trabalhadores, os postos de trabalho devem ser modificados de modo a aumentar os factores de motivação do trabalhador. Ao aplicar a regra do enriquecimento do posto de trabalho, é necessário ter em conta os seguintes objectivos reduzir o trabalho repetitivo Aumentar os sentimentos de reconhecimento e de realização do trabalhador. Proporcionar oportunidades de progressão do trabalhador (ou seja, promoções para empregos que exijam mais competências). Proporcionar oportunidades para o crescimento do trabalhador (ou seja, um aumento das competências e dos conhecimentos sem uma promoção profissional).

3.5 Utilização de uma cadeira ergonómica

Não podemos evitar os problemas associados à posição sentada e à cadeira fabricando cadeiras melhores, mas é possível melhorar a cadeira e algumas cadeiras são empaticamente melhores. Um novo modelo de assento que inclua a posição sentada, a posição de pé, o descanso e a descontração é preferível à postura sentada em ângulo reto. Mais adequado ainda é repensar o local de trabalho e a sua conceção de modo a incluir o movimento. A remodelação física, a educação pública e novas políticas são necessárias para resolver os problemas associados à postura sentada. Os utilizadores de cadeiras ajustáveis devem receber instruções regulares. Isto também se aplica a outros elementos ajustáveis do local de trabalho, por exemplo, mesa e cadeira. As possibilidades de ajustamento devem ser limitadas apenas aos componentes mais importantes da cadeira. Se houver demasiadas características ajustáveis, as definições serão utilizadas incorretamente ou não serão utilizadas de todo.

3.5.1 Altura

Em pé, ajuste a altura da cadeira de modo a que o ponto mais alto do assento fique imediatamente abaixo da rótula. Isto deve permitir que os seus pés assentem firmemente no chão quando está sentado. Se sentir pressão perto da parte de trás do assento, levante a cadeira. Se sentir pressão perto da parte da frente do assento, baixe a cadeira. O objetivo é distribuir uniformemente o seu peso.

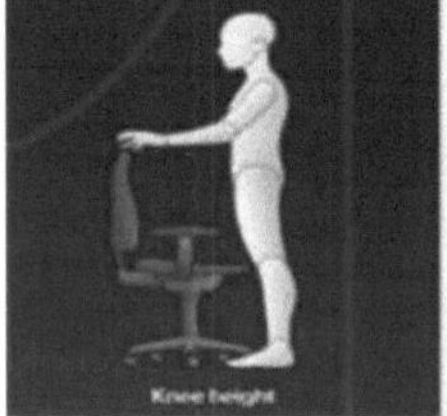

Figura 10: Altura da cadeira

3.5.2 Apoio para as costas

Quando estiver sentado, ajuste a altura do encosto de modo a que a almofada lombar apoie a curva natural da zona lombar (curva lombar). A inclinação do apoio para as costas deve permitir-lhe sentar-se com a parte superior do corpo ligeiramente reclinada (recomenda-se normalmente 110 graus). O encosto aumenta a lordose lombar, reduz a pressão intra-discal e diminui a dor lombar (44).

Figura 11: Apoio de costas

3.5.3 Largura do assento

O assento (parte da cadeira onde se senta) deve ser suficientemente largo para não exercer pressão sobre as coxas. Por outro lado, o assento deve ser suficientemente estreito para poder alcançar os apoios dos braços quando estes estão corretamente ajustados.

3.5.4 Inclinação do assento

A inclinação do assento pode ser ajustada para melhorar o seu conforto. Isto também afecta a distribuição do peso. O assento deve ser inclinado alguns graus para trás. Normalmente, recomenda-se uma inclinação para a frente de 20° .

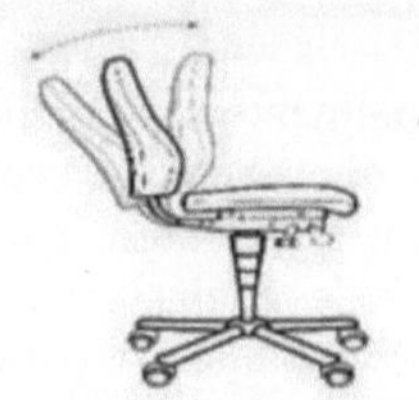

Figura 12: Inclinação do banco

3.5.5 Profundidade do assento

Quando sentado, o assento do banco deve permitir-lhe utilizar o apoio para as costas sem que a parte da frente do banco pressione a parte de trás dos joelhos. Se o assento for demasiado profundo, utilize o apoio para as costas para reduzir o tamanho do assento. Algumas cadeiras têm assentos ajustáveis. A alavanca de regulação encontra-se normalmente debaixo da parte da frente da cadeira, tal como a alavanca que move o banco para a frente e para trás num automóvel.

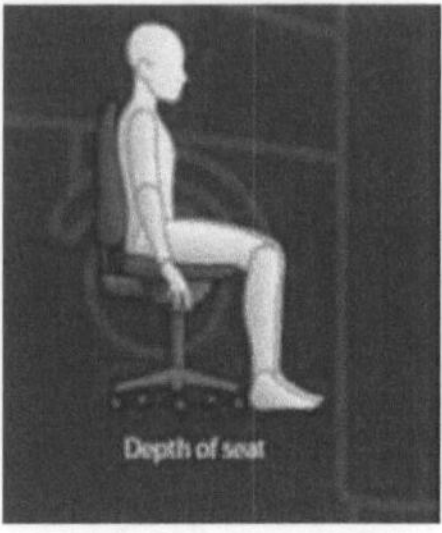

Figura 13: Profundidade do assento

3.5.6 Roda giratória

A cadeira deve ser giratória para reduzir a necessidade de torcer o corpo. Além disso, os rodízios são úteis se a cadeira tiver de ser deslocada frequentemente.

3.5.7 Apoios de braços

Os apoios para os braços podem dar apoio à parte superior dos antebraços, reduzindo assim a tensão nos ombros e nas costas. No entanto, os apoios para os braços não devem impedir que a cadeira se aproxime da secretária, nem restringir os movimentos naturais. Tenha também em atenção que os apoios de braços macios minimizam o stress de contacto nos cotovelos.

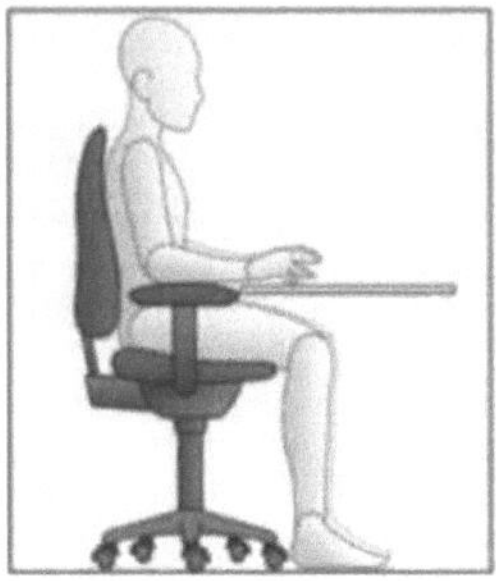

Figura 14: Apoio de braço

3.6 Posto de trabalho

O presente capítulo aborda principalmente a metodologia que apresenta e discute as orientações técnicas do método e a solução de conceção típica que visa apoiar a decisão tomada durante a conceção do local de trabalho. Tal como a cadeira, a superfície de trabalho deve adaptar-se a si. Depois de ter ajustado a cadeira, pode determinar a altura adequada para a sua superfície de trabalho. A parte superior da sua superfície de trabalho deve estar à altura do seu cotovelo. A altura do cotovelo é medida quando os braços estão relaxados ao lado do corpo e os braços estão dobrados num ângulo reto. Efetuar os ajustamentos necessários, levantando ou baixando a superfície de trabalho ou a cadeira. Se a superfície de trabalho não puder ser baixada ou levantada para se adaptar à altura do cotovelo, pode levantar a cadeira e utilizar um apoio para os pés. O apoio para os pés deve ser suficientemente grande para ambos os pés.

Os materiais utilizados frequentemente devem estar localizados ao alcance da mão. Ao manter os materiais que não utiliza frequentemente fora do seu alcance, terá de se levantar da cadeira para os ir buscar. Isto promoverá a circulação sanguínea e reduzirá o desconforto geral. Os alcances para a frente e para os lados devem ser limitados para evitar a inclinação para a frente ou a torção do tronco nos locais de trabalho. As ferramentas e os comandos de utilização regular devem estar situados diretamente à frente e perto do corpo.

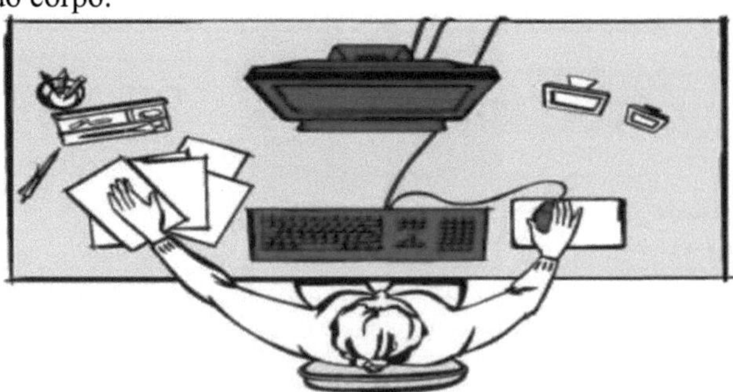

Figura 15: Posto de trabalho de escritório

3.6.1 Estação de trabalho para computador

Uma questão central da conceção ergonómica do local de trabalho é a postura que o trabalhador adopta devido a um posto de trabalho inadequado. Podemos utilizar diferentes postos de trabalho para evitar as DORT e podemos também utilizar diferentes estratégias, como a variação de tarefas, a introdução de postos de trabalho sentados, de postos de trabalho de pé e de postos de trabalho sentados para ficar de pé. Além disso, podemos introduzir o sentar alternado, bem como introduzir ocasionalmente um banco de pedestal. As lesões relacionadas com o computador estão a aumentar com a explosão da tecnologia informática no local de trabalho. O trabalho prolongado e repetitivo no posto de trabalho do computador pode criar desconforto, dores musculares e ser a causa de lesões relacionadas com o trabalho. Uma postura incorrecta e um posicionamento incorreto do corpo no posto de trabalho do computador podem causar ou agravar os problemas. A importância de organizar o seu posto de trabalho de uma forma saudável já foi referida no século XVII. A implementação das seguintes orientações ergonómicas pode ajudá-lo a evitar lesões normalmente associadas ao trabalho num posto de trabalho com computador.

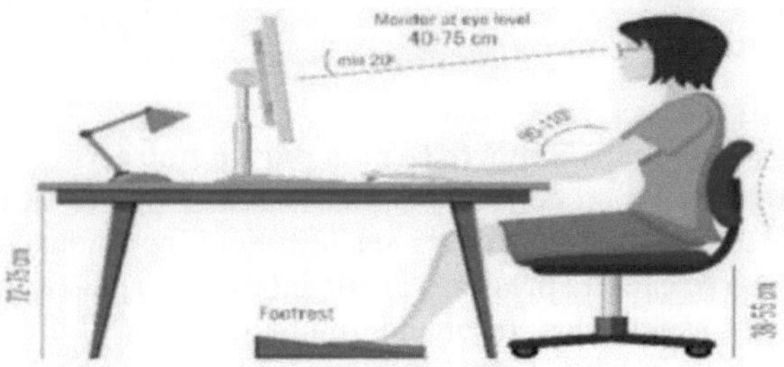

Figura 16: Estação de trabalho do computador

3.6.1.1 Monitor

3.6.1.1.1 Distância do monitor

A distância a que se senta do seu monitor depende da sua visão, da sua idade e do tamanho e resolução do seu monitor. Regra geral, é preferível afastar o monitor o mais possível e aumentar o tamanho do tipo de letra. A distância recomendada deve situar-se entre 60 e 90 cm.

3.6.1.1.2 Altura e localização

O monitor deve ser posicionado diretamente à sua frente, com a parte superior do monitor imediatamente abaixo do nível dos olhos. Uma prática comum é colocar o monitor numa caixa de computador ou num suporte (por vezes, até em pilhas de papel e listas telefónicas); no entanto, isto coloca o monitor demasiado alto para a maioria das pessoas e causa desconforto e dores no pescoço, conduzindo a lesões. O monitor deve também ser inclinado 15 graus para uma correcta acomodação dos olhos.

Figura 17: Altura e distância do monitor

3.6.1.2 Dispositivos de entrada

Existem vários tipos diferentes de dispositivos de entrada. Os mais populares e amplamente utilizados são o teclado, o rato e o telemóvel. Quando se utiliza um teclado e um rato, os braços devem estar relaxados ao lado do corpo, os cotovelos dobrados num ângulo reto (90^0) e os pulsos devem estar direitos.

3.6.1.2.1 Teclado

Existem muitos tipos de teclados concebidos para colocar as mãos numa posição mais neutra para evitar lesões músculo-esqueléticas.

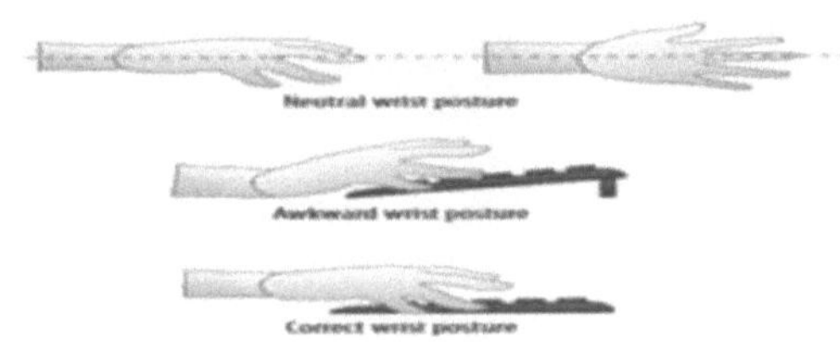

Figura 18: Posição do pulso no teclado

3.6.1.2.2 Apoio para as mãos/Suporte (Apoio para o pulso)

Os apoios para as mãos foram concebidos para elevar a palma da mão e manter os pulsos numa posição neutra. Não devem ser utilizados posicionados por baixo dos pulsos, uma vez que isso causará pressão na parte inferior dos pulsos (o que comprimirá os tecidos e os vasos sanguíneos, resultando numa diminuição do fluxo sanguíneo). Podem também comprimir o túnel cárpico, o que pode provocar lesões a longo prazo, bem como dormência e formigueiro a curto prazo. Os apoios para as mãos não devem ser utilizados durante a dactilografia, mas apenas durante o repouso ou em pequenas pausas.

3.6.1.2.3 Rato

O rato deve estar ao mesmo nível que o teclado e ser fácil de alcançar. Poderá querer mudar o lado do teclado em que se encontra o rato (ao mudar de mão, está a utilizar músculos diferentes, reduzindo assim o risco de lesões).

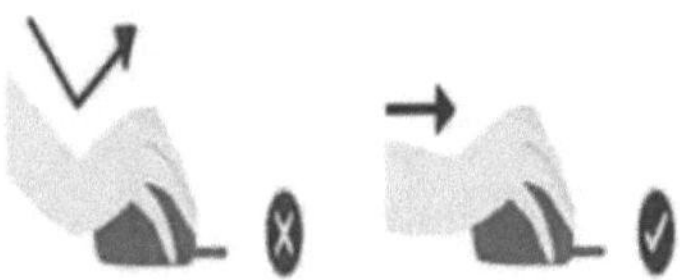

Figura 19: Posição do pulso do rato

3.6.1.3 Rampas para documentos

Quando utilizar uma rampa para documentos, coloque-a entre o teclado e o monitor. Isto minimizará a reorientação quando os seus olhos passam de um para o outro. Um suporte de documentos vertical deve ser colocado junto ao monitor pela mesma razão. Se passar a maior parte do tempo a ler a partir de uma cópia em papel, poderá ter de posicionar o suporte vertical diretamente à frente e colocar o monitor de lado. Se as actividades o permitirem, utilize uma superfície de trabalho inclinada para ler, escrever e outras tarefas (como sentar-se). Uma superfície de trabalho inclinada aproxima o trabalho dos olhos e melhora a postura da cabeça e do tronco.

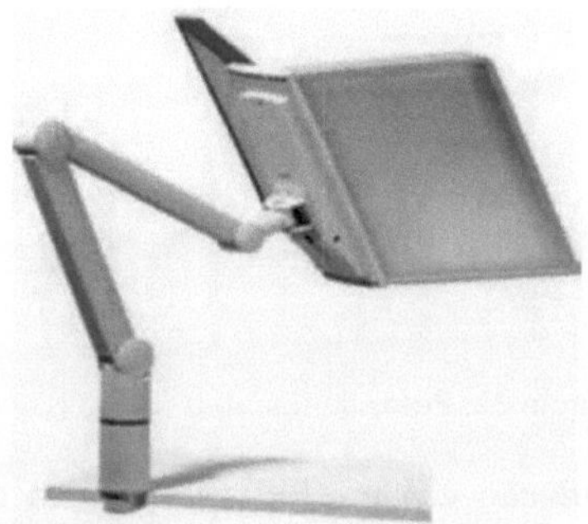
Figura 20: Rampa de documentos

3.6.1.4 *Telefone*

Mantenha o telemóvel ao seu alcance. Se o utilizar enquanto digita ou escreve, utilize um auscultador ou um altifalante para evitar um posicionamento desconfortável do pescoço. A utilização de uma cunha no auscultador não é considerada aceitável, uma vez que continua a exigir que o indivíduo levante o ombro e dobre o pescoço numa postura desconfortável.

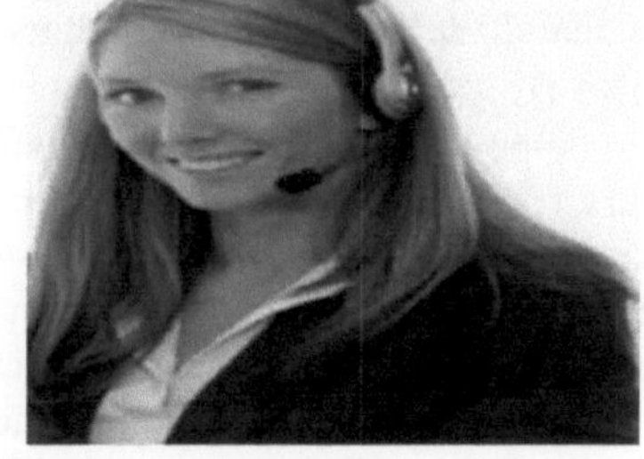
Figura 21: Auscultadores

3.6.1.5 *Utilização de óculos específicos*

Os problemas visuais podem contribuir para o desconforto músculo-esquelético. Os utilizadores de computadores que têm dificuldade em ver objectos ao perto devem discutir com o seu oftalmologista os óculos mais adequados para o tipo de trabalho que fazem com o computador.

3.6.1.5.1 Óculos e lentes bifocais

Se usar óculos bifocais, o monitor terá de ser ainda mais baixo. Dependendo dos níveis de visão e da quantidade e tipo de trabalho informático efectuado.

3.6.1.5.2 Iluminação e encandeamento

Para a utilização de computadores, são necessários apenas cerca de 300-500 lux, enquanto a maioria dos escritórios utiliza até 1000 lux. Isto não só é uma causa potencial de encandeamento, como também desperdiça uma quantidade significativa de energia.

3.6.2 Estação Sit-Stand

Os postos de trabalho de pé sentado estão a tornar-se mais populares nos espaços de trabalho dos escritórios. Os postos de trabalho sentados são encorajados porque permitem mais mudanças de postura ao longo do dia. Um posto de trabalho sentado ou um banco com pedestal permitem ao utilizador variar as posturas durante a tarefa.

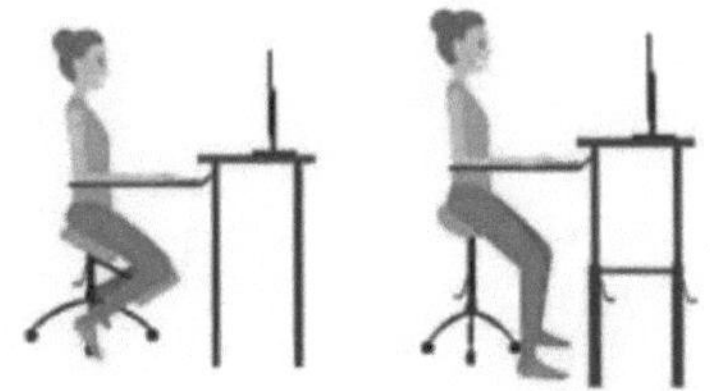

Figura 22: Posto de trabalho "Sit to Stand

Isto pode aumentar a circulação e a produtividade, bem como diminuir o risco de desenvolver lesões músculo-esqueléticas (LME). Se utilizar uma estação de trabalho ajustável, aplicam-se os mesmos princípios. O teclado e o rato devem estar à altura do cotovelo, o

O monitor deve estar diretamente à frente do utilizador e a pelo menos um braço de distância, e a parte superior do monitor deve estar ao nível dos olhos ou ligeiramente abaixo. Uma vez que todos os mesmos princípios se aplicam aos computadores portáteis, a utilização do computador portátil sem estar ligado à base ou com dispositivos de entrada externos deve ser reduzida ao mínimo. As pausas devem ser feitas com maior frequência quando se utiliza um computador portátil.

3.6.3 Estação de trabalho de pé

Criar a superfície de trabalho de pé adequada com base no tipo de trabalho que está a ser realizado. Uma mesa para trabalho de pé utilizada para uma determinada tarefa deve ser ajustável em altura individual, ter um intervalo de ajustamento de, pelo menos, 25 cm e devem ser utilizados objectos da mesma espessura. No trabalho de pé, deve haver espaço suficiente para as pernas e os pés sob a superfície de trabalho ou a máquina. Isto permite que a pessoa esteja perto do trabalho sem dobrar o tronco. É igualmente necessário um espaço livre suficiente para mudar a posição das pernas.

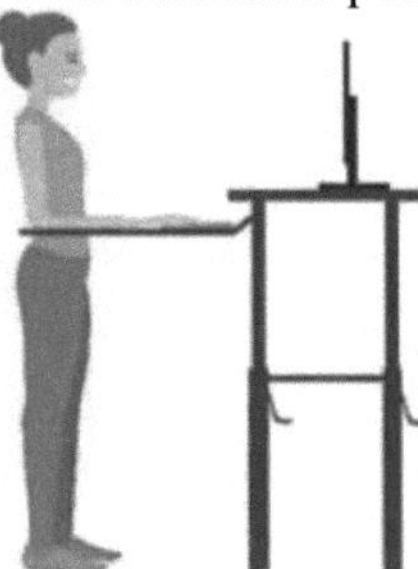

Figura 23: Posto de trabalho em pé

Capítulo 4
COMPLICAÇÕES DEVIDAS A UMA PERMANÊNCIA PROLONGADA NA POSIÇÃO SENTADA

4.1 Introdução

Permanecer sentado durante um período de tempo prolongado está diretamente relacionado com uma série de problemas de saúde perigosos que podem tornar-se graves se não modificarmos as nossas actividades de vida diária. É um sinal alarmante para os profissionais que têm de se sentar durante longos períodos de tempo. A investigação relacionou o facto de se estar sentado durante longos períodos de tempo com uma série de riscos para a saúde, incluindo a obesidade e a síndrome metabólica. Um conjunto de condições que inclui aumento da tensão arterial, níveis elevados de açúcar no sangue, excesso de gordura corporal à volta da cintura e níveis anormais de colesterol. Estar demasiado tempo sentado também parece aumentar o risco de morte por doenças cardiovasculares e cancro. Vários estudos referem que uma postura incorrecta leva à fadiga, à dor e à deformação da coluna vertebral. Além disso, as dores nas costas e nas pernas conduzem a uma má circulação, a uma diminuição da capacidade pulmonar e da pressão intravascular.

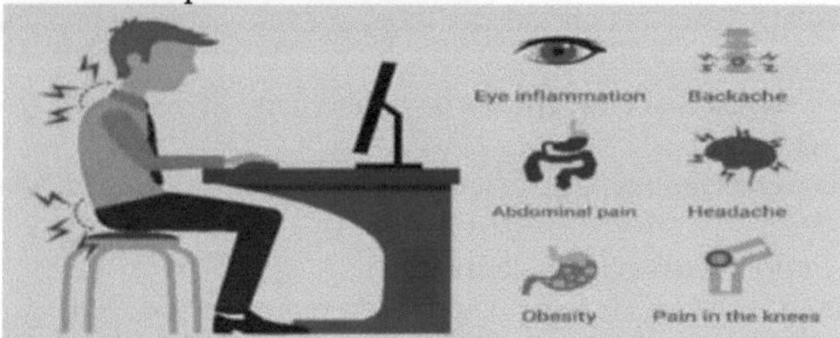

Figura 24: Consequências de estar sentado durante muito tempo

4.2 Fadiga muscular

Estar sentado durante longos períodos de tempo sem alternar a posição do corpo pode afetar os músculos do tronco, do pescoço e dos ombros. Uma vez que os músculos destas partes do corpo têm de ser mantidos numa posição algo fixa enquanto se está sentado, os vasos sanguíneos são comprimidos e o fluxo sanguíneo é reduzido para estes locais, causando fadiga. Esta fadiga muscular também contribui para o cansaço e a rigidez geral.

4.3 TVP e varizes

Para além de aumentar a fadiga muscular, a diminuição da circulação sanguínea que acompanha a posição sentada pode também causar outros problemas. O sangue acumula-se frequentemente na parte inferior das pernas, provocando dormência e varizes. As pessoas que permanecem sentadas durante muito tempo têm mais probabilidades de ter excesso de peso e um risco elevado de ataque cardíaco e de má circulação nas pernas. Estar sentado durante longos períodos de tempo diminui a circulação sanguínea, o que provoca a acumulação de líquidos nas pernas. Os problemas vão desde tornozelos inchados e veias varicosas a perigosos coágulos sanguíneos chamados trombose venosa profunda (TVP).

4.4 Cancro

O tempo sentado está a emergir como um forte candidato a ser um fator de risco de cancro. O Instituto Americano de Investigação sobre o Cancro recomenda agora que os americanos adultos que passam a maior parte do dia sentados façam pausas de um ou dois minutos para "atividade" a cada hora. Um total de mais de 200 estudos sobre o cancro em todo o mundo fornecem agora provas conclusivas de que a atividade física consistente reduz o risco de cancro da mama, do cólon e do endométrio até 30%. As pessoas que têm empregos sedentários correm um risco muito maior de contrair estes cancros do que as que têm empregos mais físicos. Num estudo publicado no *Journal of the National Cancer Institute*, os investigadores referem que as pessoas que passam mais horas do dia sentadas têm um risco 66% maior de desenvolver certos tipos de cancro do que as que não são sedentárias (45).

4.5 Diabetes Mellitus

A inatividade física na vida quotidiana pode dever-se a ocupações, viagens, actividades domésticas ou
outras actividades que conduzem à diabetes. Os factores de risco da diabetes tipo 2 incluem a raça,
a etnia, a inatividade física e a obesidade. Independentemente da presumível importância relativa
dos factores de risco da diabetes, apenas o metabolismo deficiente da glicose, o IMC e a inatividade são
modificáveis; por conseguinte, estes factores são provavelmente candidatos a intervenções
de saúde pública orientadas para melhorar a
dieta e aumentar a atividade de lazer. Um estudo realizado por Dunstan et.al utilizou uma amostra de 19 homens e mulheres com idades compreendidas entre os 45 e os 65 anos (idade média de 53,8 anos), com um IMC médio de 31,2 kg/m, revelando que a interrupção de 5 horas de permanência prolongada na posição sentada com pausas de 2 minutos para atividade a cada 20 minutos reduz a glicose pós-prandial (46).

4.6 Obesidade

A doença é uma causa de muito sofrimento, problemas de saúde e mortalidade precoce, e as pessoas afectadas são frequentemente sujeitas a um enorme estigma e discriminação social. A permanência prolongada no local de trabalho abranda o metabolismo e conduz à obesidade. A obesidade é uma doença complexa com numerosas causas, muitas das quais (genéticas, ambientais) estão em grande parte fora do controlo do indivíduo. A permanência prolongada na posição sentada, em particular no local de trabalho, pode causar problemas de saúde e incentivar os locais de trabalho a oferecer aos trabalhadores alternativas à posição sentada durante todo o dia ajudará a criar uma força de trabalho mais saudável.

4.7 Mortalidade

As pessoas que viam televisão a maior parte do tempo tinham um risco 61% maior de morrer do que as que viam menos de uma hora por dia.

Capítulo 5

PERTURBAÇÕES MÚSCULO-ESQUELÉTICAS RELACIONADAS COM O TRABALHO

5.1 Introdução

As lesões músculo-esqueléticas relacionadas com o trabalho (LMERT) abrangem uma vasta gama de problemas de saúde associados ao trabalho repetitivo e extenuante. Estes problemas de saúde vão desde o desconforto, dores ligeiras, até condições médicas mais graves que podem conduzir a uma incapacidade permanente. Para além disso, pode também provocar rigidez e fadiga muscular, o que aumenta o risco de MSD. As lesões músculo-esqueléticas (LME) afectam os músculos, os nervos, os vasos sanguíneos, os ligamentos e os tendões. Os trabalhadores de muitas indústrias e profissões diferentes podem estar expostos a factores de risco no trabalho, tais como levantar objectos pesados, dobrar-se, alcançar actividades acima da cabeça, empurrar e puxar cargas pesadas, trabalhar em posturas corporais incómodas e executar repetidamente as mesmas tarefas ou tarefas semelhantes. A exposição a estes factores de risco conhecidos para as LME aumenta o risco de lesão de um trabalhador.

5.2 Membro superior

A maioria dos estudos sobre as perturbações músculo-esqueléticas relacionadas com o trabalho mostra que existe uma relação casual entre as perturbações dos membros superiores e o local de trabalho. As perturbações músculo-esqueléticas dos membros superiores são perturbações que afectam os tecidos moles do pescoço, do ombro, dos braços e das mãos. As lesões musculoesqueléticas dos membros superiores são principalmente causadas pela repetição da mesma atividade durante um período de tempo prolongado. A maioria das LME desaparece em poucos dias com o tratamento convencional, mas algumas delas crescem e causam deformações na estrutura anatómica, conduzindo a LME crónicas. Um inquérito realizado na Nigéria revelou que a prevalência de perturbações músculo-esqueléticas da extremidade superior era de 66,8% no pescoço e 60,1% no ombro, seguidos da mão (32,6%), do braço (32,0%), do antebraço (31,5%), do pulso (28,1%) e do cotovelo (22,5%) entre os utilizadores de computadores de um banco(47-49). Um inquérito revelou que metade dos casos de síndrome do túnel cárpico são agravados pelo trabalho ou pela duração de uma atividade semelhante (50).

Perturbações identificadas, factores de risco profissionais e sintomas		
Perturbações	Factores de risco profissionais	Sintomas

	Movimentos repetitivos do pulso Movimentos repetitivos dos ombros Hiper extensão sustentada dos braços Carga prolongada sobre os ombros	Dor, fraqueza, inchaço, sensação de ardor ou dor surda na zona afetada
Tendinite/tenossinovite		
Epicondilite (cotovelo tendinite)	Rotação repetida ou forçada do antebraço e flexão do pulso ao mesmo tempo	Os mesmos sintomas que tendinite
Síndrome do túnel cárpico	Movimentos repetitivos do pulso	Dor, dormência, formigueiro, sensação de ardor, perda de massa muscular na base do polegar, palma da mão seca
Doença de De Quervain	Torção repetitiva das mãos e agarrar com força	Dor na base do polegar
Carteira torácica síndroma	Flexão prolongada do ombro Estender os braços acima da altura dos ombros Transportar cargas ao ombro	Dor, dormência, inchaço das mãos
Síndrome do pescoço tenso	Postura restrita prolongada	Dor

5.2.1 Ombro

5.2.1.1 Síndrome do desfiladeiro torácico

Compressão dos vasos sanguíneos entre o pescoço e o ombro, causada por estender frequentemente a mão acima do nível do ombro, carregar objectos pesados ou má postura envolvendo uma inclinação da cabeça para a frente. O plexo braquial passa entre a clavícula e a costela superior, tornando-se afetado pela pressão associada a movimentos que fazem com que estes dois ossos sejam posicionados próximos uns dos outros.

5.2.1.2 Tendinite da coifa dos rotadores

A tendinite (inflamação) e a eventual rotura da coifa dos rotadores ocorrem mais frequentemente durante um período prolongado de lesões repetitivas, normalmente em actividades acima da cabeça, como desportos de lançamento ou ténis. No entanto, a coifa dos rotadores pode ser lesionada de forma aguda em traumatismos que envolvam o levantamento de pesos ou uma queda sobre o braço e o ombro.

5.2.1.3 Bursite subacromial

A bursa subacromial é um saco de líquido que separa o acrómio da coifa dos rotadores. A bursa está situada por baixo do ligamento coracoacromial, do osso acrómio e do músculo deltoide. A bursa subacromial ajuda o movimento da coifa dos rotadores em actividades como o trabalho suspenso. A bursite desenvolve-se frequentemente por lesão, impacto, utilização excessiva do músculo ou depósitos de cálcio, geralmente devido a traumatismo agudo ou lesão repetitiva do ombro, levantamento frequente de pesos e puxões forçados.

5.2.1.4 Tendinite do supra-espinhoso

A inflamação do tendão do músculo supra-espinhoso leva à tendinite do supra-espinhoso. Esta é a causa mais comum de dor no ombro. Os doentes com tendinite do músculo supra-espinhoso apresentam dor no ombro com o movimento e dor nocturna. Também apresentam fraqueza no ombro e no braço. Também é possível que haja sensibilidade e inchaço na parte frontal superior do ombro e, nalguns casos graves, dificuldade em levantar o braço até ao nível do ombro. Os testes de Neer, Hawkins-Kennedy e da lata vazia positivos indicam tendinite do supra-espinhoso.

5.2.2 Cotovelo

As lesões por uso excessivo do cotovelo são frequentemente causadas por várias actividades desportivas, profissionais e recreativas. As actividades que resultam em flexão e extensão repetidas do cotovelo podem exercer uma pressão excessiva sobre a articulação e os tecidos estabilizadores. Este stress adicional pode iniciar um ciclo de degeneração dos tecidos, inflamação crónica e micro-lacerações nos tendões, ligamentos e músculos. Os desportos de raquete, o lançamento, o levantamento de pesos, o golfe, o boxe e o bowling são apenas algumas das actividades mais comuns associadas a lesões por uso excessivo do cotovelo.

5.2.2.1 Cotovelo de golfista

O cotovelo de golfista (epicondilite medial) provoca dor e inflamação nos tendões que ligam o antebraço ao cotovelo. A dor centra-se na protuberância óssea no interior do cotovelo e pode irradiar para o antebraço. Normalmente, pode ser tratada eficazmente com repouso. O cotovelo de golfista é normalmente causado pelo uso excessivo dos músculos do antebraço que permitem agarrar, rodar o braço e fletir o pulso. A flexão, a preensão ou o balanço repetitivos podem causar distensões ou pequenos rasgões nos tendões.

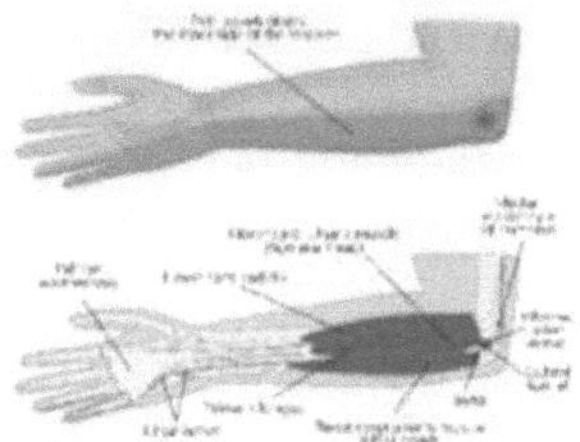

Figura 25: Cotovelo de golfista

5.2.2.2 Síndrome do túnel cubital

Nos cotovelos, a pressão no nervo ulnar é causada pelo facto de os cotovelos estarem apoiados em superfícies duras, como mesas ou apoios de braços não almofadados. Os sintomas incluem: dor nos dedos anelar e mínimo, formigueiro e dormência nestas áreas.

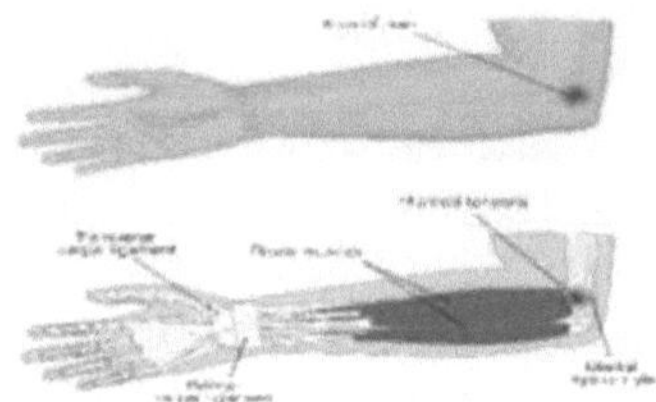

Figura 26: Síndrome do túnel cubital

5.2.3 Pulso

5.2.3.1 Síndrome do túnel cárpico

O túnel cárpico é constituído pelos ossos do pulso e por um ligamento que atravessa a base da palma da mão. Vários tendões e o "nervo mediano" atravessam o túnel para fornecer movimento e sensação aos dedos. A síndrome do túnel cárpico é causada pela pressão exercida sobre o nervo mediano do pulso. O nervo mediano e os tendões passam através do túnel cárpico na base da palma da mão. Os sintomas ocorrem quando o nervo é "comprimido" por pressão dentro do túnel. A razão é geralmente desconhecida, mas as causas possíveis podem incluir: inchaço do revestimento dos tendões, deslocação da articulação, fracturas ou artrite. A retenção de líquidos durante a gravidez também pode, por vezes, causar inchaço no túnel. Os sintomas agravam-se quando se mantém o pulso fletido durante longos períodos de tempo.

5.2.4 Mão

5.2.4.1 Sinovite de De Quervain

A doença de De Quervain é uma inflamação dolorosa dos tendões do polegar que se estendem até ao pulso. Os tendões inchados e os seus revestimentos roçam no túnel estreito por onde passam. Isto provoca dor na base do polegar e no antebraço. Pode ocorrer devido a utilização excessiva, um golpe direto no polegar, agarrar repetidamente, jardinagem, desportos com raquete e algumas tarefas no local de trabalho podem piorar a situação.

5.2.4.2 Dedo em gatilho

Ocorre quando há um sulco no tendão flexor do dedo. Se o tendão ficar bloqueado na bainha, as tentativas de movimentar o dedo provocam um movimento de estalido ou de sacudidela, associado à utilização de ferramentas com cabos com arestas duras ou afiadas.

5.2.4.3 Síndrome de Raynaud

Também conhecido como dedo branco por vibração, em que os vasos sanguíneos da mão são danificados (estreitados) devido à exposição repetida a vibrações durante longos períodos de tempo causadas pela utilização de ferramentas vibratórias, como máquinas de cortar cabelo e martelos pneumáticos. Os sintomas incluem dormência e formigueiro nos dedos durante a exposição à vibração; podem continuar após a interrupção da exposição, branqueamento (clareamento) da ponta de um dedo devido a uma constrição temporária do fluxo sanguíneo. A intensidade da dor e a frequência dos ataques aumentam com o passar do tempo.

5.3 Voltar

As costas são a parte do corpo mais frequentemente lesionada, sendo o excesso de esforço a causa mais comum destas lesões. No entanto, muitas lesões nas costas desenvolvem-se durante um longo período de tempo devido a uma carga repetitiva dos discos causada por métodos de elevação incorrectos ou outros esforços.

De facto, 27% de todas as lesões nas costas causadas por trabalho industrial estão associadas a alguma forma de elevação ou manuseamento manual de materiais. Estas lesões são geralmente repetitivas e ocorrem após meses ou anos de execução de tarefas. Muitas vezes, as lesões que parecem ser agudas são, na realidade, o resultado de um impacto a longo prazo. Os discos da coluna vertebral, de tamanho variável, são almofadas redondas, semelhantes a borracha, cheias de líquido espesso, que funcionam como amortecedores. Todas as forças que descem pela coluna vertebral comprimem estes discos, em resultado de uma compressão contínua e repetitiva. Nalguns casos, os discos podem romper-se e inchar, exercendo pressão sobre o nervo espinal, o que provoca dores nas costas (52).

Estar sentado durante longos períodos de tempo pode ser uma das principais causas de dores nas costas, porque o aumento da tensão nas costas, pescoço, braços e pernas pode exercer uma enorme pressão sobre os músculos das costas e os discos da coluna vertebral. Além disso, sentar-se numa posição desleixada pode sobrecarregar os ligamentos da coluna vertebral e esticar os discos vertebrais. Quando os tecidos moles são expostos a uma carga sustentada numa determinada direção sem interrupção, ocorre um movimento adicional. Este ligeiro movimento, conhecido como fluência, resulta do rearranjo das fibras de colagénio e da compressão da água do tecido mole. Se a carga sustentada não for excessiva, os tecidos moles recuperam de forma razoavelmente rápida. A carga excessiva, com interrupção limitada e repetição frequente, pode alterar as propriedades mecânicas dos tecidos moles. Assim, estes tecidos podem tornar-se susceptíveis à falha por fadiga e ao desenvolvimento insidioso de sintomas músculo-esqueléticos, apesar de não haver traumatismo óbvio. Uma vez que as posturas estáticas tenham induzido desconforto, o crescimento do desconforto aumenta linearmente com o tempo de permanência, e a recuperação pode ser lenta (53). Os resultados mais consistentes foram que as posições de flexão (sentado, curvado e a conduzir) ou as actividades sedentárias, que provavelmente implicam flexão, foram mais frequentemente identificadas como factores agravantes; enquanto as posturas de extensão (andar e estar de pé) foram menos frequentemente identificadas. Os participantes cujas posturas no local de trabalho são de flexão têm maior probabilidade de estar associados a dores nas costas do que as actividades de extensão (54).

5.3.1 Distensões e entorses

Quando os tendões e os ligamentos são danificados devido a um esforço único, como levantar ou transportar objectos pesados. Estas lesões podem provocar dores nas costas muito visíveis, mas a dor começa normalmente a diminuir em poucos dias.

5.3.2 Dor nas articulações facetárias

A dor nas articulações facetárias resulta da irritação da zona onde as costelas se encontram com a coluna vertebral. Ocorre um inchaço muscular na área afetada. Pode tornar-se muito doloroso sentar-se ou levantar-se direito. Em alguns casos, também pode ser difícil respirar profundamente.

5.3.3 Erosão do disco

Ocorre devido a uma pressão prolongada sobre os discos vertebrais, o que faz com que estes fiquem permanentemente comprimidos. O espaço entre as vértebras torna-se mais pequeno, o que pode levar à compressão das raízes nervosas que saem da coluna vertebral. Estar sentado exerce mais pressão sobre os discos vertebrais do que estar de pé, e estar sentado sem apoio nas costas pode levar a níveis elevados de pressão nos discos.

5.3.4 Impacto do nervo ciático (ciática)

É comum em pessoas que se sentam durante um longo período de tempo. O nervo ciático vai da parte inferior das costas até à parte de trás da perna e até aos pés. O inchaço de certos músculos das nádegas pode exercer pressão sobre o nervo ciático, causando dor na perna.

Hérnia de disco

Ocorre quando a parte interna do disco se projecta, exercendo pressão sobre as raízes nervosas que saem da coluna vertebral. Dor ou dormência nas pernas é um sintoma comum de hérnia de disco na região lombar.

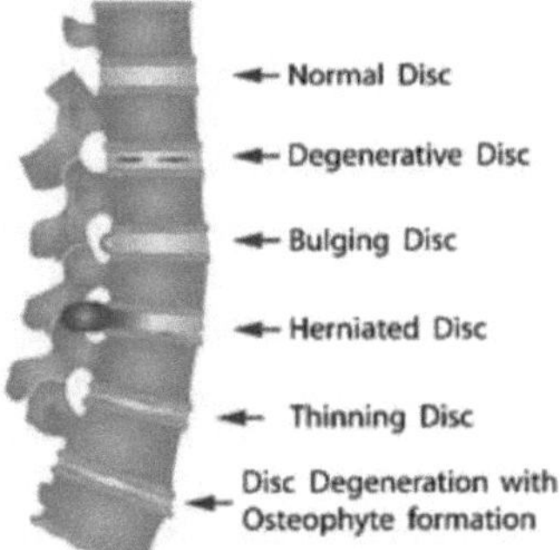

Figura 27: Lesões nas costas

5.4 Pescoço

5.4.1 Síndrome do pescoço tenso

A Síndrome do Pescoço Tenso é um termo que designa um conjunto de dores musculares, acompanhadas de aumento da sensibilidade e rigidez no pescoço e nos ombros, registando frequentemente espasmos musculares. Esta síndrome é mais frequente nas mulheres do que nos homens. Não foi possível determinar se esta diferença de incidência se deve a factores genéticos ou à exposição a diferentes factores de risco. O National Institute of Occupational Safety and Health (NIOSH) revelou a existência de uma relação causal entre a realização de trabalhos altamente repetitivos e a existência deste tipo de lesões. A introdução de dados em terminais de computador é um exemplo de uma situação de trabalho em que se verificam posturas constrangidas dos braços e da cabeça durante o trabalho (51).

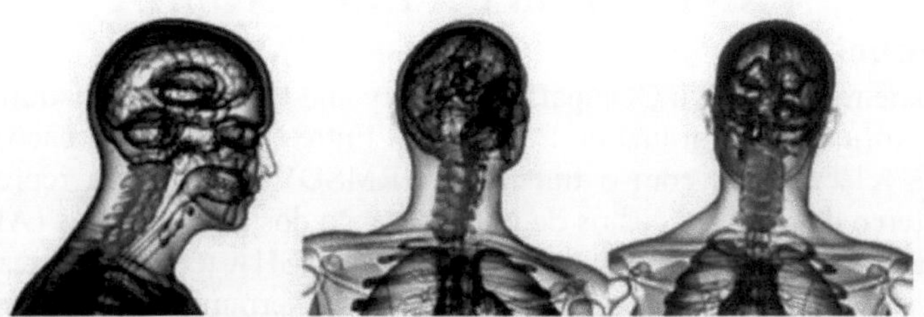

Figura 28: Lesões no pescoço

5.5 Síndrome da visão por computador

A síndrome da visão por computador (CVS), mais conhecida por tensão ocular provocada por computador, é uma combinação de problemas de visão observados durante e após longas horas de trabalho ao computador. A Administração da Saúde e Segurança no Trabalho (OHSA) descreve-a como uma perturbação de esforço repetitivo que afecta 90% dos trabalhadores norte-americanos que utilizam computadores diariamente. Vários factores aumentam a probabilidade de CVS, incluindo má postura, problemas de visão não corrigidos, olhos secos, má iluminação, reflexos no ecrã e o ângulo do monitor. Outro fator importante são as prescrições incorrectas: quase 71% das pessoas que relatam sintomas de CVS usam óculos ou lentes de contacto.

Capítulo 6
VANTAGENS DA ERGONOMIA

6.1 Introdução

Em 16 de janeiro de 2001, a Occupational Safety and Health Administration (OSHA) publicou a Norma do Programa de Ergonomia. Entretanto, as perturbações músculo-esqueléticas relacionadas com o trabalho (WRMSD) continuam a representar pelo menos um terço de todos os custos de indemnização dos trabalhadores (AIHA, 2004). Apesar de a Norma do Programa de Ergonomia da OSHA ter sido revogada, existem numerosos documentos de consenso que fornecem ferramentas valiosas no que se refere a lesões, controlo e conceção ergonómica do local de trabalho. O principal objetivo deste programa consiste em identificar as exigências físicas excessivas nos postos de trabalho e durante as tarefas, bem como os métodos de controlo correspondentes (55). Durante o trabalho, os trabalhadores levantam, transportam, empurram ou puxam frequentemente objectos pesados, mantêm posturas desconfortáveis ou esforçam os músculos.

No entanto, os empregos, as tarefas ou os postos de trabalho concebidos ergonomicamente podem reduzir o esforço e melhorar a produtividade e o bem-estar dos trabalhadores. A ergonomia utiliza as ciências biológicas humanas em conjunto com as ciências da engenharia para identificar e otimizar todos os factores que afectam o trabalho de um empregado, de modo a obter a máxima satisfação no trabalho e aumentar a produtividade global.

A ergonomia é a ciência da conceção do local de trabalho, tendo em conta as capacidades e limitações do trabalhador. Uma má conceção do local de trabalho conduz a trabalhadores fatigados, frustrados e magoados. Isto raramente conduz a um trabalhador mais produtivo. Um processo sistemático de melhoria da ergonomia elimina os factores de risco que conduzem a lesões músculo-esqueléticas e permite melhorar o desempenho humano e a produtividade.

6.2 Uma abordagem ergonómica

O objetivo de uma abordagem ergonómica é tornar o trabalho mais seguro, mais saudável, mais eficiente e mais confortável para os trabalhadores, melhorando as suas relações com as ferramentas e o ambiente de trabalho. Por conseguinte, a tarefa da ergonomia é desenvolver e otimizar as condições para os trabalhadores através do seu ambiente de trabalho, cargas de trabalho físicas e posturas de trabalho para facilitar as funções psicossociais nas operações de máquinas e ferramentas. Estas medidas ajudariam a minimizar os erros humanos, a maximizar a eficiência e a melhorar a qualidade da vida ativa. As boas práticas ergonómicas e a boa aplicação dos princípios ergonómicos na conceção de escritórios, locais de trabalho, empregos e tarefas podem ter um impacto positivo nos trabalhadores, nas tarefas de trabalho e no ambiente de trabalho.

Uma empresa com boas práticas ergonómicas não só sofre menos lesões e doenças e os custos que lhes estão associados, como também beneficia de um aumento da produtividade e da qualidade do trabalho dos seus empregados. Este aumento é evidente não só na produção, mas também no local de trabalho.

6.3 Objetivo da ergonomia

O objetivo da Ergonomia é proporcionar a máxima produtividade com um custo mínimo; neste contexto, o custo é expresso como o custo fisiológico ou de saúde para o trabalhador. Num local de trabalho, raramente há um grande número de tarefas que excedam as capacidades da maioria da força de trabalho.

6.4 Ergonomia no local de trabalho

Se forem utilizados princípios ergonómicos na conceção destas tarefas, mais pessoas poderão realizar o trabalho sem risco de lesões.

A ergonomia já foi definida e o seu foco principal é a conceção de uma atividade de trabalho que se adapte à pessoa, na medida em que tem em conta as suas capacidades e limitações. Fazer corresponder as exigências de um posto de trabalho às capacidades do trabalhador é a abordagem a adotar para reduzir os riscos de lesões músculo-esqueléticas resultantes da manipulação manual de materiais.

6.5 Benefícios das boas práticas de ergonomia

6.5.1 Melhoria da produtividade

O investimento em ergonomia pode aumentar a produtividade dos seus trabalhadores. Um estudo revelou que uma fábrica de montagem de circuitos impressos implementou melhorias ergonómicas e, como resultado, poupou 574 560 dólares num ano em custos de rejeição. Além disso, registou-se um aumento das receitas mensais e melhorias na produtividade e na qualidade (56).

6.5.2 Diminuição da rotatividade dos empregados

O aumento das perturbações e lesões no local de trabalho não só aumenta os custos operacionais, como também a incidência de trabalhadores que abandonam a organização. A substituição de um único empregado custa milhares de dólares em termos de dinheiro gasto na procura, nomeação e formação de empregados. Nestas circunstâncias, a substituição frequente de vários trabalhadores é não só incómoda como também muito dispendiosa. A implementação de uma boa ergonomia mantém os empregados mais saudáveis, mais felizes, mais eficientes e produtivos, e reduz a rotatividade dos empregados.

6.5.3 Aumento da satisfação dos empregados

Se investir na melhoria da sua ergonomia, os seus empregados aperceber-se-ão - quanto mais não seja porque vão para casa todos os dias com menos fadiga e desconforto. O seu investimento em ergonomia ajudará a mostrar aos seus empregados que os valoriza. O aumento da satisfação profissional resultante conduzirá a empregados mais produtivos e mais fáceis de gerir.

6.5.4 Redução dos custos operacionais

De acordo com a Administração Federal de Segurança e Saúde no Trabalho (OSHA) dos EUA, os custos associados às lesões por esforços repetitivos (LER) estão estimados entre 15 e 20 mil milhões de dólares por ano (57). Entre os muitos factores de risco associados às LER, um dos principais é a configuração incorrecta do posto de trabalho, incluindo a utilização de um dispositivo apontador e de um teclado adequados.

Foi demonstrado que os dispositivos de entrada ergonómicos adequadamente concebidos reduzem a dor relacionada com o computador e demonstram um efeito significativo na incidência de LER para prevenção primária. As poupanças de custos resultantes de um programa de estações de trabalho ergonómicas podem ser substanciais. Utilizando números derivados de estudos modernos sobre taxas de lesões e uma empresa hipotética que emprega 500 utilizadores de computadores, uma redução de 10% nas lesões por esforços repetitivos e nos sintomas resultaria numa poupança anual de 700.000 dólares, uma vez que os custos relacionados com lesões por esforços repetitivos são muito elevados. A taxa de incidência de sintomas músculo-esqueléticos (um precursor das LER) é também muito elevada. Em 2002, um estudo realizado com 1.283 utilizadores de computadores de diferentes profissões, 87% das mulheres e 76% dos homens declararam ter pelo menos um sintoma músculo-esquelético. O tratamento precoce destes sintomas é a chave para evitar lesões graves (58).

Alguns estudos estimaram o custo das perturbações músculo-esqueléticas dos membros superiores relacionadas com o trabalho (WRULD) entre 0,5% e 2% do Produto Nacional Bruto (PNB). França (2005) três quartos das doenças profissionais eram perturbações músculo-esqueléticas. As 31 000 doenças compensadas conduziram a uma perda de 6,5 milhões de dias de trabalho e a um custo de 650 milhões de euros. Alemanha (2006) custos das doenças músculo-esqueléticas, cerca de 23,7% dos dias perdidos (95 milhões de dias perdidos), e 23,9 mil milhões de euros ou 1,1% do PNB em perda de produtividade e valor acrescentado bruto.

Nos EUA, a OSHA estima que as perturbações músculo-esqueléticas relacionadas com o trabalho são responsáveis por mais de 600 000 lesões e doenças (34% de todos os dias de trabalho perdidos comunicados ao Bureau of Labor Statistics). Um em cada três dólares gastos em indemnizações a trabalhadores. Estima-se que os empregadores gastem até 20 mil milhões de dólares por ano em custos directos de indemnização dos trabalhadores por DORT e até 5 vezes mais em custos indirectos (59).

Capítulo 7
METODOLOGIA DE INVESTIGAÇÃO

7.1 Introdução

A metodologia de investigação é uma forma de resolver cientificamente o problema de investigação. Pode ser entendida como uma ciência que estuda a forma como a investigação é efectuada cientificamente. Nela estudamos os vários passos que são geralmente aceites por um investigador no estudo do seu problema de investigação, juntamente com a lógica que lhes está subjacente. É necessário que o investigador conheça não só os métodos/técnicas de investigação, mas também a metodologia. Os investigadores não só precisam de saber como desenvolver determinados índices ou testes, como calcular a média, a moda, a mediana ou o desvio-padrão ou o qui-quadrado, como aplicar determinadas técnicas de investigação, mas também precisam de saber quais destes métodos ou técnicas são relevantes e quais não são, e o que significam e indicam e porquê. Os investigadores também precisam de compreender os pressupostos subjacentes às várias técnicas e precisam de conhecer os critérios que lhes permitem decidir que certas técnicas e procedimentos serão aplicáveis a certos problemas e outros não. Tudo isto significa que é necessário que o investigador conceba a sua metodologia para o seu problema, uma vez que a mesma pode diferir de problema para problema.

7.2 Material e métodos

Foi utilizada a técnica de amostragem por conveniência e não probabilística para recolher os dados junto dos bancários que trabalham nas sedes dos bancos privados e públicos do Paquistão. Os dados foram recolhidos nas sedes dos bancos privados e públicos de Karachi. A duração do estudo foi de um ano. Foi distribuído um questionário pré-testado e modificado aos bancários dos sectores privado e público. O estudo contou com um total de 400 inquiridos, incluindo homens e mulheres. Todos os inquiridos deram o seu consentimento informado.

O instrumento utilizado para o inquérito foi um questionário com três secções.

Secção 1 Procurava obter informações sobre o perfil demográfico, como a idade, o sexo, o estado civil, as habilitações literárias, a designação e o estado geral de saúde.

A secção 2 era sobre os factores relacionados com o computador e procurava obter informações gerais sobre os factores de risco relacionados com o computador utilizado que podem contribuir para o desenvolvimento de perturbações músculo-esqueléticas relacionadas com o trabalho (computador de secretária/portátil/iPad/iPhone), o controlo, a duração da utilização do computador, o número de intervalos por dia, o tipo de cadeira utilizada (ajustável/não ajustável), a altura e a distância do monitor, a posição do pulso ao utilizar o teclado, a posição do joelho, a rotação do corpo ao trabalhar no posto de trabalho, etc.

A secção 3 continha a região das lesões músculo-esqueléticas e as lesões músculo-esqueléticas relacionadas com o trabalho (LMERT) mais comuns.

7.   3Tamanho da amostra

A dimensão efectiva da amostra é de 384 bancários, calculada através da fórmula normalizada para calcular a dimensão da amostra com base na prevalência.

$$N = \frac{z^2 \times P(1 - P)}{d^2}$$

A prevalência é considerada em 50% porque não existem dados relevantes disponíveis. O limite de erro é considerado de 5% com um nível de confiança de 95%. A dimensão da amostra é aumentada para 500, a fim de excluir as não respostas e os questionários mal preenchidos. A amostra será dividida em partes iguais entre bancos públicos e privados.

7.4 Seleção de amostras

7.4.1 Critérios de inclusão

Foram incluídos na nossa investigação executivos, oficiais e funcionários que trabalham em bancos do sector privado e público de Karachi.

7.4.2 Critérios de exclusão

Foram excluídos do estudo os bancários ausentes no momento da recolha de dados, os funcionários bancários em visita, os estagiários bancários, os recém-nomeados com menos de 1 ano, os que tinham antecedentes de problemas músculo-esqueléticos e os bancários que não estavam dispostos a participar na investigação.

7.5 Método de recolha de dados

Os dados foram recolhidos através de um questionário estruturado auto-administrado, elaborado em inglês. Inclui perguntas sobre o perfil demográfico, as actividades diárias, os conhecimentos em matéria de ergonomia e a presença de eventuais perturbações músculo-esqueléticas. Antes da administração, foi efectuado um estudo-piloto com dez bancários, pelo que foram introduzidas alterações de acordo com o feedback recebido.

7.6 Entrada e análise de dados

Os dados são analisados no SPSS versão 20. As frequências e as percentagens são calculadas para as variáveis categóricas. Antes da análise, os dados serão limpos para detetar possíveis erros de introdução de dados. Os dados foram resumidos utilizando estatísticas descritivas de média e desvio padrão. As frequências e percentagens serão retiradas para as variáveis categóricas. A associação entre os sintomas músculo-esqueléticos e a permanência prolongada na posição sentada e outros factores de risco profissional será avaliada através da aplicação de x^2. O valor de p inferior a 0,05 será considerado significativo. A análise dos dados foi efectuada com recurso ao Statistical Package for Social Science.

7.7 Considerações éticas

Foi obtido o consentimento informado de cada participante antes da administração do questionário. Os objectivos do estudo foram explicados de forma racional e esclarecidos aos participantes para a realização deste inquérito. Sempre que necessário, foi concedida autorização do Comité de Ética.

Capítulo 8
RESULTADOS

Uma perturbação músculo-esquelética relacionada com o trabalho é uma das principais causas de dor e rigidez nos utilizadores de terminais de visualização. Este estudo foi realizado para avaliar as dores músculo-esqueléticas em bancários, uma vez que estes consomem o máximo de tempo sentados em terminais de visualização. Neste estudo, cerca de 400 bancários responderam ao questionário. 200 eram do sector governamental (sector público) e 200 eram do sector bancário privado. A idade média dos inquiridos era de 37,72 ±10,29 anos. A maioria dos bancários estava empregada como funcionários graduados, gestores, directores e administradores. Ao comparar as qualificações dos trabalhadores dos sectores público e privado, verificou-se que o sector público tem mais pós-graduados do que o sector privado e que o número de licenciados é superior no sector privado. A maioria dos 400 inquiridos estava no ativo há 15 anos ou menos (como mostra o Quadro 1).

Tabela 1: Características demográficas

	Sector privado	Sector público %
Género		
Masculino	37.8	44.2
Feminino	12.2	5.8
Designação		
Escriturário	2.5	0.2
Contador	3	0.5
Público	14.8	2.8
Oficial graduado	17.2	22.8

Executivos	8.8	23.5
Outros	3.8	0.2
Qualificação		
Intermediário	5.8	2
Licenciado	29.2	13.2
Pós-graduação	15	34.8
Duração do trabalho		
<15 anos	41	26.2
>15 anos	9	23.8

O quadro 2 mostra que os bancários de ambos os sectores se consideram saudáveis. As estatísticas mostram que o tabagismo é muito comum em ambos os sectores, mas a taxa é bastante elevada no sector privado em comparação com os bancários do sector público.

Quadro 2: Informações sobre o estado de saúde e o horário de trabalho

	Sector privado	Sector público %
Estado de saúde		
Saudável	38	37.2

Não saudável	7	7.5
Não está claro	5	5
Fumadores		
Sim	35.5	26
Não	64.5	74

Uma vez que este tópico está intimamente relacionado com os conhecimentos de ergonomia e com uma sólida formação em ergonomia, é importante perguntar sobre workshops e seminários de ergonomia; 10,5% dos inquiridos do sector público e 7,5% dos inquiridos do sector privado frequentam workshops sobre ergonomia. A participação em seminários e workshops não é suficiente para reduzir ou prevenir as perturbações músculo-esqueléticas; é importante aplicar os princípios básicos da ergonomia no local de trabalho. As cadeiras ajustáveis no sistema bancário são altamente recomendadas por ergonomistas e profissionais de saúde para reduzir o stress postural sentado e prevenir o risco de perturbações músculo-esqueléticas relacionadas com o trabalho. Como mostra o quadro 3, quando perguntámos sobre a utilização de uma cadeira ajustável e o ajuste da altura da cadeira antes de se sentarem, é bom saber que 37,8% dos trabalhadores do sector privado e 30,8% dos trabalhadores do sector público utilizam uma cadeira ajustável no seu local de trabalho. Observou-se que o ajuste da altura do assento para corresponder à antropometria dos utilizadores é a intervenção mais recomendada. Além disso, 30,1% dos bancários do sector público e 36,1% dos bancários do sector privado ajustam a altura da cadeira antes de se sentarem. Como só o ajuste da altura do assento não é suficiente, perguntámos também sobre outros ajustes da cadeira e da posição do corpo durante o trabalho. A este respeito, perguntámos sobre o ajustamento do apoio para os braços antes de nos sentarmos. É tão depravado saber que apenas 10% dos empregados do sector público e 27,1% dos empregados do sector privado ajustam o apoio para os braços antes de se sentarem. Quanto à questão de manter o cotovelo a 90^0 durante a utilização do computador, 29% dos trabalhadores do sector público e 30,5% dos trabalhadores do sector privado mantêm o cotovelo a 90^0 durante a utilização do computador. Quando perguntámos sobre o pulso em posição neutra, 31,5% dos trabalhadores do sector privado e 27,5% do sector público mantêm o pulso em posição neutra. Quanto à pergunta sobre a posição dos joelhos durante a utilização do computador, 31,5% dos trabalhadores do sector público e 30,5% dos trabalhadores do sector privado mantêm os joelhos a 90^0 durante a utilização do computador. Em resposta à pergunta sobre a manutenção do monitor ao nível dos olhos, 42% dos trabalhadores do sector privado e 36,7% dos trabalhadores do sector público mantêm o computador ao nível dos olhos enquanto o utilizam. Em seguida, foi feita uma pergunta sobre a utilização de cuidados com as costas. Apenas 28,6% dos trabalhadores do sector público e 25,0% dos trabalhadores do sector privado utilizam esses cuidados, o que não é bom para a saúde das costas dos trabalhadores. A utilização de cuidados com as costas durante o trabalho não era comum nos bancários de ambos os sectores.

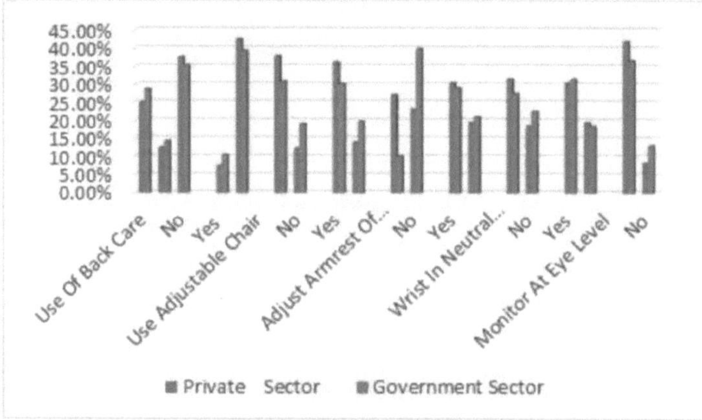

Figura 29: Definição da cadeira e WRMSD

Tabela 3: Informações sobre a configuração da cadeira e o WRMSD

	Sector privado	Sector público %
Utilização de Back Care		
Sim	12.5	14.3
Não	37.6	35.3
Workshop sobre Ergonomia		
Sim	7.5	10.5

Não	42.6	39.3
Utilizar uma cadeira ajustável		
Sim	37.8	30.8
Não	12.3	19
Ajustar a altura da cadeira		
Sim	36.1	30.1
Não	14	19.8
Ajustar o apoio de braços da cadeira		
Sim	27.1	10
Não	23.1	39.8
Cotovelo a 90º		
Sim	30.5	29

Não	19.5	21
Pulso em posição neutra		
Sim	31.5	27.5
Não	18.5	22.5
Joelho a 90º		
Sim	30.5	31.5
Não	19.5	18.5
Monitor ao nível dos olhos		
Sim	42	36.7
Não	8.3	13.1

Para evitar as lesões musculares nas costas e no pescoço, é importante utilizar uma cadeira de passeio. Quando perguntámos sobre a utilização da cadeira de passeio, o rácio é quase igual em ambos os sectores: 64,3% dos bancários do sector público e 68% dos bancários do sector privado utilizam a cadeira de passeio. Em seguida, perguntámos sobre a rotação do pescoço e das costas no resto dos trabalhadores que não utilizavam a cadeira de passeio.9% dos trabalhadores do sector público e 20,2% dos trabalhadores do sector privado têm necessidade de rodar o pescoço 5 vezes nas 8 horas de trabalho, enquanto 37,1% dos trabalhadores do sector privado e 27,3% dos trabalhadores do sector público rodam o pescoço mais de 5 vezes por dia e 31,8 dos trabalhadores do sector público e 42,7% dos bancários do sector privado rodam o pescoço menos de 5 vezes. Por outro lado, 18,7% dos bancários do sector privado e 20,6% dos bancários do sector público rodam o pescoço mais de 5 vezes por dia; além disso, 36,8% dos bancários do sector público e 29,7% dos bancários do sector privado rodam as costas 5 vezes nas 8 horas de trabalho, o que é um rácio relativamente elevado e pode provocar espasmos no pescoço e nas costas. Os pormenores são apresentados no Quadro 4.

Quadro 4: Cadeira de passeio e rotação do corpo

	Sector privado	Sector público %
Utilizar cadeira de passeio		
Sim	68	64.3
Não	16	17.8
Rotação do pescoço		
< 5 vezes	42.7	31.8
= 5 vezes	20.2	40.9
> 5 vezes	37.1	27.3

Rotação das costas		
< 5 vezes	51.6	42.6
= 5 vezes	29.7	36.8
> 5 vezes	18.7	20.6

A postura corporal é outra parte importante das perturbações músculo-esqueléticas, pelo que, a este respeito, perguntámos sobre a postura durante o trabalho. 19,2% dos bancários do sector público e 25,8% dos bancários do sector privado mantêm uma postura direita durante o trabalho e 26,2% dos bancários do sector público e 16,2% dos bancários do sector privado mantêm uma postura inclinada para a frente, que é a principal razão dos problemas nas costas e no pescoço, como já foi explicado na literatura. As posturas incómodas em qualquer posição de constrangimento sobrecarregam os músculos, as articulações e os tendões. Quanto mais a articulação se afasta da posição neutra, maior é o risco de MSD.

A postura inclinada é muito pouco comum, uma vez que apenas 4,5% dos trabalhadores do sector público e 8% dos trabalhadores do sector privado adaptam a postura inclinada durante o trabalho, como mostra o Quadro 5. É importante saber quanto tempo depois os inquiridos sentiram desconforto após terem adotado a mesma postura; cerca de 45,2% dos bancários do sector público e 21,5% dos bancários do sector privado sentiram desconforto após ^ uma hora. Além disso, 25,1% dos bancários do sector público e 22,5% dos bancários do sector privado sentiram desconforto após 1 hora de manterem a mesma postura. O valor de p foi de 0,00 (inferior a 0,05), o que demonstra a significância entre as duas variáveis acima referidas. Surpreendentemente, 31,5% dos bancários do sector privado sentiram desconforto após 2 horas sentados, o que reflecte a carga ou a pressão de trabalho.

Quadro 5: Postura de trabalho e nível de desconforto

	Sector privado	Sector público %
Postura		

Avançar	16.2	26.2
Direto	25.8	19.2
Enxuto	8	4.5
Sensação de desconforto		
^ Hora	21.5	45.2
1 hora	22.5	25.1
2 horas	31.5	8.5
3-4 horas	24.5	21.1

Uma vez que esta investigação se debruça sobre a associação entre a permanência prolongada na posição sentada e as perturbações músculo-esqueléticas comuns, é obrigatório perguntar sobre o tempo consumido nos terminais de visualização. Coletivamente, os inquiridos de ambos os sectores trabalhavam mais de 8 horas, incluindo 1 a 2 horas extraordinárias para os bancários do sector privado e 2 a 3 horas para os bancários do sector público. É espantoso saber que 52,5% dos bancários do sector público e 32,5% dos bancários do sector privado consumiam 5-8 horas de trabalho nos seus computadores, enquanto 28% dos bancários do sector privado e 17,5% dos bancários do sector público passavam mais de 8 horas nos seus computadores. 23% dos bancários do sector público e 16,5% dos bancários do sector privado faziam 5-6 pausas nas suas 8 horas de trabalho, o que é importante para prevenir perturbações músculo-esqueléticas, como mostra a literatura. No que se refere à duração desse intervalo, é bom saber que 42,5% dos bancários do sector público e 60,5% dos bancários do sector privado faziam 10 minutos de pausa durante o horário de trabalho, o que é um bom sinal. É importante saber que 47% dos bancários do sector público e 26,5% dos bancários do sector privado caminhavam durante os intervalos e 13,5% dos bancários do sector público e 6% dos bancários do sector privado faziam exercícios de relaxamento, o que, por si só, constitui uma prevenção das LME, como mostra o Quadro 6.

Tabela 6: Duração da sessão

	Sector privado	Sector público %
Horário de trabalho		
<8 horas	24	21.8
>8 horas	26	27.8
Ao longo do tempo		
1-2 horas	12.5	11.5
2-3 horas	10.3	11.8
3-4 horas	4.5	6.3
Nenhum	22.8	20.3
Tempo gasto no computador		
3-5 horas	39.5	29.5
5-8 horas	32.5	52.5

>8 horas	28.0	17.5
Intervalos durante a sessão		
1-2 vezes	47.5	29.0
3-4 vezes	36.0	48.0
5-6 vezes	16.5	23.0
Duração do intervalo		
10 mints	60.5	42.5
15 mints	24.0	40.5
20 mints	15.5	17.5
Atividade durante o intervalo		
Relaxamento	17.5	39.5
Andar a pé	26.5	47.0

Exercício	6.0	13.5

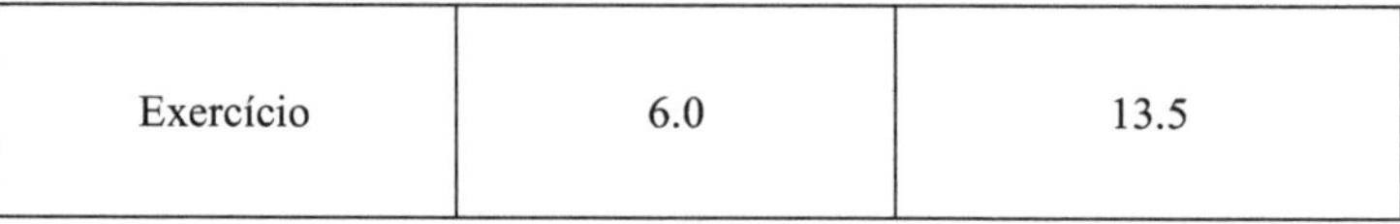

Figura 30: Duração da sessão no computador

A Tabela 7 apresenta as percentagens de bancários com DORT em diferentes partes do corpo. O ombro é a região mais afetada nos bancários de todos os sectores: 24,1% dos bancários do sector público e 17,0% dos bancários do sector privado sofrem de dores no ombro, o que pode dever-se a um posto de trabalho deficiente ou a actividades repetitivas, como já foi referido nos primeiros capítulos. Por outro lado, as costas e o pescoço são também as áreas mais afectadas, o que pode dever-se à falta de utilização de uma cadeira de passeio.

Quadro 7: Região mais afetada do WRMSD

	Sector privado	Sector público %
WRMSDs		
Sim	24.8	28.2
Não	25.2	21.8
Região		
Ombro	17.0	24.1

Cotovelo	4.0	0.4
Pulso	3.1	4.5
Anca	0.4	0.0
Joelho	3.1	5.8
Tornozelo	1.3	0.0
Pescoço	6.2	9.8
Voltar	10.7	9.4

O rácio de dor no cotovelo e no pulso é menor, uma vez que a maioria dos bancários costumava manter o pulso numa posição neutra durante o trabalho. A maioria dos bancários de ambos os sectores consulta os profissionais de saúde. De acordo com estes bancários, os diagnósticos mais comuns são capsulite adesiva, abaulamento discal, espondilose cervical e lombar e radiculopatia, como mostra o Quadro 8.

Tabela 8: MSD mais comuns

	Sector privado	Sector público %
Consultar um médico fisioterapeuta	20.5	49.0
Diagnóstico		

Capsulite adesiva	0.5	1.5
Espondilose cervical	0.0	7.0
STS	0.0	3.5
Abaulamento do disco	0.0	3.0
Prolapso do disco	0.0	0.5
Radiculopatia lombar	0.0	3.0
Espondilose lombar	0.0	5.0
LBP	0.5	0.0
Dores musculares	1.5	4.5
Fraqueza muscular	0.5	0.0
Dor postural	0.5	0.0
Cotovelo de ténis	0.5	0.0

| Dor na coluna | 0.5 | 0.0 |

A literatura evidencia que a saúde também pode ser afetada pelo desequilíbrio entre a carga de trabalho e a capacidade. Aumentando a capacidade e diminuindo a carga de trabalho, podemos restabelecer este desequilíbrio. Para reduzir a carga de trabalho, podemos utilizar uma abordagem multidisciplinar para melhorar o estilo de trabalho, como já foi referido. Para melhorar a sua capacidade, os trabalhadores são estimulados a aumentar a sua atividade física geral através de actividades desportivas, aeróbicas e de ginásio, ou mesmo caminhando nos seus tempos livres. É importante que cada indivíduo dedique algum tempo à atividade física, uma vez que esta é muito importante para a sua saúde física e mental. Quando perguntamos sobre a atividade física, apenas 9% praticam ginástica e 3,5% fazem aeróbica nos bancários do sector privado e 28,1% dos bancários do sector público praticam caminhadas como atividade física. Os restantes não praticam qualquer outra atividade.

Quadro 9: Atividade física

	Sector privado	Sector público %
Atividade física		
Ginásio	9	7.5
Aeróbica	3.5	2.3
Andar a pé	14.3	28.1
Nenhum	23.4	11.8

Capítulo 9
DISCUSSÃO

Em 1980, a Occupational Safety and Health Administration (OSHA) tomou uma série de iniciativas relativas a directrizes para a indústria de embalagem de carne e outros fabricantes. Eventualmente, foram efectuadas intervenções para educar os trabalhadores e os empregadores relativamente aos riscos para a saúde no trabalho e à abordagem para evitar perturbações músculo-esqueléticas relacionadas com o trabalho. Neste estudo transversal, encontrámos uma elevada prevalência de perturbações músculo-esqueléticas. A comorbilidade músculo-esquelética foi muito elevada e uma proporção significativa de indivíduos relatou factores físicos que parecem estar associados a sintomas músculo-esqueléticos.

Estes factores físicos incluem posturas incómodas ou extremas, com intervalos inadequados e movimentos repetidos durante um período de tempo prolongado. Habitualmente, as LME começam na coluna vertebral e depois progridem para os braços, mãos e pernas. As LME estão normalmente associadas aos utilizadores de terminais de visualização, uma vez que estes costumam manter posturas incómodas e extremas durante um período de tempo prolongado. . Nesta posição limitada à secretária, os inquiridos estão sujeitos a um stress contínuo em quase todos os músculos posturais. . A magnitude do problema depende da posição ergonomicamente incorrecta dos membros superiores e inferiores. As posições incorrectas do pescoço, como a inclinação lateral ou a posição da cabeça para a frente, podem provocar dores ou desconforto no pescoço e nos ombros. A longo prazo, o desgaste contínuo leva à corrosão gradual dos tecidos articulares. . A literatura mostra que as perturbações músculo-esqueléticas são frequentemente observadas nos utilizadores de terminais de visualização e nos trabalhadores de escritório. Estudos epidemiológicos de trabalhadores têm concomitantemente numerosas queixas em vários locais de trabalho, como factores físicos e psicossociais. O conhecimento destes factores aumenta a ocorrência de perturbações músculo-esqueléticas relacionadas com o trabalho entre os bancários. . Este estudo demonstra o efeito da ergonomia do escritório no sistema músculo-esquelético devido à postura, duração da sessão, horas de trabalho, intervalos entre sessões, utilização de cadeiras ajustáveis e atividade física. Estudos anteriores mostram que os factores físicos e psicossociais de um indivíduo desempenham um papel importante no desenvolvimento de perturbações músculo-esqueléticas (61-63). O presente estudo foi realizado com o objetivo de comparar a ocorrência de lesões músculo-esqueléticas nos bancários dos sectores público e privado, uma vez que estes são mais propensos a sofrer de lesões músculo-esqueléticas devido a posturas incómodas e extremas, devido ao tempo prolongado que passam nas unidades terminais de visualização. O nosso estudo revelou que 56,5% dos bancários do sector público se queixam de dores músculo-esqueléticas, em comparação com os bancários do sector privado (49,5%). As estatísticas do estudo mostram que 56,5% dos bancários do sector público e 49,5% dos bancários do sector privado sofrem de dores musculoesqueléticas. Um estudo comparável realizado por Bernard BP mostra que os utilizadores de VDU estão frequentemente expostos a posturas incómodas e a movimentos repetitivos da extremidade superior, o que provoca dores no pescoço e nos ombros (64). Um estudo efectuado por Korhonen et al mostra também que a dor de pescoço entre os trabalhadores de VDU era de cerca de 34% (65). As estatísticas do presente estudo revelaram que os inquiridos do estudo que trabalham com VDU apresentam uma percentagem mais elevada de dores no pescoço, nas costas e nos ombros do que de dores nos membros inferiores. Um estudo comparável realizado por Hernandez et al. revela que há um aumento do número de perturbações músculo-esqueléticas relacionadas com o trabalho no pescoço, nos ombros e nas mãos nos utilizadores de terminais de visualização de vídeo (VDT), em comparação com os não utilizadores de VDT (66). A literatura determina que existem muitas razões para as perturbações músculo-esqueléticas nos utilizadores de VDT, tais como posições do corpo estendidas ou fletidas durante um período de tempo prolongado, conceção do posto de trabalho, factores sociais e psicológicos (67-70). As directrizes da Administração para a Segurança e Saúde no Trabalho dos EUA (OSHA) e dos VDT determinam a presença de factores de risco de lesões músculo-esqueléticas e fornecem recomendações precisas para a instalação segura de assentos e VDT, a fim de proteger os trabalhadores de escritório (71). Um estudo realizado por Cook e Kothyial revela uma eletromiografia do músculo deltoide significativamente mais baixa nos utilizadores de VDT cujo braço não necessita de se abduzir para alcançar o rato, em comparação com os outros utilizadores de VDT (72). Muitos dos estudos também concluem que os utilizadores de VDT são mais propensos a problemas nas mãos e nos braços do que no ombro e no pescoço (73). Comparativamente, o presente estudo mostra que 63% dos bancários do sector privado mantêm o pulso normal enquanto utilizam computadores e, entre eles, muito poucos (6,7%) têm dores no pulso. O nosso estudo propôs uma relação direta entre a posição sentada prolongada e a dor no pescoço, uma vez que a posição sentada prolongada está correlacionada com posturas anormais do pescoço, como a inclinação para a frente e a postura militar. As estatísticas do presente estudo revelam que 42,5% dos bancários do sector público e 21,5% dos bancários do sector privado sentem desconforto depois de permanecerem na mesma posição durante ^ uma hora.

Um valor de p inferior a 0,05 indica resultados significativos, o que demonstra que a posição sentada prolongada pode provocar dores nas costas. Van Deursen LL propõe uma forte associação entre movimentos espinais mínimos durante uma posição sentada prolongada e dores nas costas. 85% dos inquiridos no seu estudo têm dores devido à posição sentada prolongada, 73% devido à posição de pé prolongada e 23% e 15% devido à marcha e ao ciclismo, respetivamente (74). Um estudo semelhante mostra a importância de uma conceção incorrecta do posto de trabalho e de posturas incorrectas durante um período de tempo prolongado, provocando dores nas articulações, diminuição da circulação e rigidez nas articulações. Nos utilizadores de VDT, é importante ter em conta a duração das horas de trabalho consecutivas, a natureza do trabalho, o tipo de sistema utilizado e a conceção do posto de trabalho (75). A OSHA explica em pormenor que os utilizadores de VDT são mais propensos a perturbações músculo-esqueléticas, uma vez que há muitas características dos utilizadores de computadores que estão fortemente associadas a perturbações músculo-esqueléticas, como a conceção do posto de trabalho, o tipo de computador, a repetição da atividade, intervalos curtos e horas de trabalho consecutivo (76).

Todos estes factores devem ser devidamente abordados para reduzir as perturbações músculo-esqueléticas. A ergonomia no escritório é benéfica na medida em que aumenta significativamente o conhecimento sobre as posturas corporais, a conceção ergonómica dos postos de trabalho e os recursos da empresa. A literatura atual também mostra que a introdução de uma intervenção ergonómica pode reduzir as LMERT. O presente estudo tem por objetivo comparar os efeitos de uma intervenção ergonómica no escritório sobre o desconforto músculo-esquelético auto-relatado, o desempenho do grupo e a eficácia do desempenho empresarial entre bancários do sector privado e do sector público. O presente estudo revela também que os bancários do sector público são mais susceptíveis às DORT do que os bancários do sector privado, uma vez que estão mais atentos à sua saúde.

CONCLUSÃO E RECOMENDAÇÃO

Apesar do facto de, nas organizações dos sectores público e privado, a maioria dos bancários ter relatado DORT em pelo menos uma região do corpo. Este estudo demonstra a existência de uma forte associação entre as LMEA, a permanência prolongada na posição sentada e a má qualidade do posto de trabalho entre os bancários dos sectores público e privado. Existem muitas causas para as LMERT e, para as prevenir, é necessário ter em conta toda a situação de trabalho; trata-se, portanto, de uma questão difícil de resolver. É necessário, portanto, abordar e avaliar a gravidade da situação existente no local de trabalho. Uma vez que já existem sinais de DORT identificados ou porque é apenas uma questão de tempo até que apareçam, é necessário atuar. Do mesmo modo, também não é realista elaborar uma lista de soluções possíveis, pelo que se deve desenvolver um guia que indique em que circunstâncias cada uma dessas soluções pode ser utilizada eficazmente. A este respeito, a unidade II pode despertar o interesse dos leitores, uma vez que as opções possíveis que oferece são muito gerais. Destinada a todos aqueles que pretendem tomar medidas para prevenir os DORT, fornecerá alguns conhecimentos básicos de ergonomia e métodos de modificação de um determinado posto de trabalho.

A elevada incidência de LMERT nos bancários é um sinal alarmante para que sejam tomadas medidas preliminares no domínio da ergonomia no local de trabalho, a fim de diminuir o número de casos de LMERT e o estado de saúde geral. Tendo em conta a natureza sedentária dos bancários, estes devem ser bem informados sobre a ergonomia dos postos de trabalho, tendo em conta as suas qualificações técnicas. Através de um bom conhecimento da ergonomia e da boa forma física, os bancários modificarão as suas actividades de vida diária para evitar as LMERT e poderão seguir um programa de exercício adequado para melhorar o seu bem-estar geral.

Recomendo vivamente a sua leitura aos trabalhadores e às entidades patronais de ambos os sectores, uma vez que aponta os principais problemas de saúde do sector bancário e as técnicas de prevenção das LMERT. Através da formação e da experiência, os membros do grupo de trabalho de ergonomia adquirem um método através do qual podem analisar e resolver os seus próprios problemas. Além disso, todo o ambiente de trabalho é afetado pelo facto de a abordagem participativa envolver ativamente os trabalhadores, fazendo-os sentir mais respeitados, mais ouvidos e mais motivados. Este estudo incentiva os banqueiros a considerarem as poupanças que poderiam fazer, em vez de olharem apenas para os custos, quando tomam decisões sobre as despesas com medidas para reduzir os DORT. Este estudo será útil para futuras investigações, avaliando os antecedentes ergonómicos, a aplicação e o prognóstico das perturbações músculo-esqueléticas entre os bancários, e também será útil para as autoridades de seguros organizarem seminários sobre fitness e ergonomia.

REFRÊNCIAS

Cheung JP1, Fung B, Ip WY, Chow SP. Occupational repetitive strain injuries in Hong Kong. Hong Kong Med J. 2008 Aug;14(4):296-302.

Mullane SL, Tolendo MJL, Rydell SA, Feltes LH, Vuong B, Crespo NC, Pereira MA, Buman MP. Int J Behav Nutr Phys Act 2017 Aug 31;14(1):117.

Hagberg, M., Harms-Ringdahl, K., Nisell, R. & Hjelm, E.W. (2000). 'Rehabilitation of neck-shoulder pain in women industrial workers: a randomized trial comparing isometric shoulder endurance training with isometric shoulder strength training'. Archives of Physical Medicine Rehabilitation 81: 1051-1058.

Verhagen AP, Karels C, Sita MA, Zeinstra B, Feleus A, Dahagin S, Burdorf A, & Koes, B.W. (2007). O exercício revela-se eficaz numa revisão sistemática das queixas do braço, pescoço ou ombro relacionadas com o trabalho". Journal of Clinical Epidemiology 60: 110-117.

Zelmer, L. (2000). Occupational Overuse Syndrome and Computer Use among NTEU Members at Central Queensland University. Central QueenslandUniversity www.zelmeroz.com/archives/2000/oos-pre1.pdf[acedido em abril de 2010].

Chim JMY (2013) Musculoskeletal disorders among office employees in Hong Kong and best practice office ergonomics solutions (Perturbações músculo-esqueléticas entre os empregados de escritório em Hong Kong e as melhores práticas de soluções ergonómicas para escritórios), Oitava Conferência Internacional sobre a Prevenção de Perturbações Músculo-esqueléticas Relacionadas com o Trabalho, Busan, Coreia.

Silverstein BA, Fine LJ, Armstrong TJ: Factores ocupacionais e síndrome do túnel cárpico.Am J Ind Med1987,11:343-358.

Kantowitz B HsorkinRD. Human fator understanding people system relationship. Wiley;1989.

D. Lafond, A. Champagne, M. Descarreaux, J.-D. Dubois, J. M. Prado, e M. Duarte, "Postural control during prolonged standing in persons with chronic low back pain," Gait &Posture,vol. 29, pp. 421-427,2009.

Magora, "Investigation of the relation between low back pain and occupation. Three physical requirements-sitting, standing, and weight lifting," IMS Ind Med Surg, vol. 41, pp. 5-9, 1972.

Klalil TM, Abdel-Moty EM, Rosomoff RS, Rosomoff HL. Ergonomia na dor nas costas: A guide to prevention and rehabilitation. Países Baixos: ISO Press Publihing London. 2003;10-12.

Stephens BR, Granados K et al. Effects of 1 day of inactivity on insulin action in healthy men and women: interaction with energy intake (Efeitos de 1 dia de inatividade na ação da insulina em homens e mulheres saudáveis: interação com a ingestão de energia). Metabolismo 2011 60(7): 941-949.53.

Dunstan DW, Kingwell BA et al. A interrupção da sessão prolongada reduz as respostas pós-prandiais da glicose e da insulina. Diabetes Care 2012 35(5): 976983.

Hu FB, Leitzmann MF et al. Physical activity and television watching in relation to risk for type 2 diabetes mellitus in men. Arch Intern Med 2001 161(12): 1542-1548.

Hu FB, Li TY, et al. Television watching and other sedentary behaviors in relation to risk of obesity and type 2 diabetes mellitus in women. JAMA 2003 289(14): 1785-1791.

Krishnan S, Rosenberg L et al. Physical activity and television watching in relation to risk of type 2 diabetes: the Black Women's Health Study. Am J Epidemiol 2009 169(4): 428-434.

Punnett L, Gold J, Katz JN, Gore R, Wegman DH. Ergonomic stressors and upper extremity musculoskeletal disorders in automobile manufacturing: One year followup study. Occup Environ Med 2004;61(8):668-74.

Akrouf QAS, Crawford JO, Al-Shatti AS, Kamel MI. Perturbações músculo-

esqueléticas nos trabalhadores bancários do Kuwait EMHJ .2010; 16 (1).
Green BN. A literature review of neck pain associated with computer use, Public health implications (Uma revisão da literatura sobre dores no pescoço associadas à utilização de computadores, implicações para a saúde pública). Jornal da Associação Canadiana de Quiroprática. 2008; 52(3): 161-167.
Punnett, L. Bergqvist U. Visual display unit work and upper extremity disorders.A review of epidemiological findings, National Institute for working Life. 1997; 1-161.
Jensen C, Finsen L, Sogaard K e Christensen H. Musculoskeletal symptoms and duration of computer and mouse use. IJIE. 2002;30:265-275
ReyP. Critérios ergonómicos necessários aos estudos epidemiológicos em medicina industrial e saúde pública. Ergonomia 1979; 22:661-671.
Jepsen, J.R. & Thomse, G. (2008). "Prevenção de sintomas dos membros superiores e afecções nervosas em operadores de computador: o efeito da intervenção por alongamento". Jornal de Medicina do Trabalho e Toxicologia 3:1.
Pope MH, Goh KL, Magnusson ML: Ergonomia da coluna vertebral. Annu Rev Biomed Eng. 2002, 4: 49-68. 10.1146/annurev.bioeng.4.092101.122107.
Mclean L, Tingley M, Scott RN, Rickards J: Computer terminal work and the benefit of microbreaks. Appl Ergon. 2001, 32: 225-237. 10.1016/S0003- 6870(00)00071-5.
Beach TA, Mooney SK, Callaghan JP: Os efeitos de um dispositivo de movimento passivo contínuo na atividade mioeléctrica do eretor da espinha durante uma sessão prolongada num posto de trabalho com computador. Work. 2003, 20: 237-244.
van Deursen LL, Patijn J, Durinck JR, Brouwer R, van Ervern-Sommers JR, Vortman BJ: Sentar-se e dor lombar: o efeito positivo dos estímulos dinâmicos rotativos durante uma sessão prolongada. Eur Spine J. 1999,8: 187-193. 10.1007/s005860050155.
Makhsous M, Lin AF, Hendrix RW, Hepler M, Zhang L-Q: Sentar-se com suportes isquiáticos e dorsais ajustáveis: Alterações biomecânicas. Spine. 2003, 28: 1113-1121.
Bernard BP. Musculoskeletal disorders and workplace factors: a critical review of epidemiologic evidence for work-related musculoskeletal disorders of the neck, upper extremity, and low back. Cincinnati, OH: Departamento de Saúde e Serviços Humanos, Instituto Nacional de Segurança e Saúde Ocupacional; 1997.
Conselho Nacional de Investigação e Instituto de Medicina: Musculoskeletal Disorders and the Workplace. Washington, DC: National Academy Press; 2001.
http://www.ccohs.ca/oshanswers/ergonomics/risk.html.
Ann E. Barr,Mary F. Barbe, Brian D. Clark, Work-Related Musculoskeletal Disorders of the Hand and Wrist:Epidemiology,Pathophysiology, and Sensorimotor Changes. Journal of Orthopaedic & Sports Physical Therapy, 2004 Volume:34 Issue:10 Pages:610-627 DOI: 10.2519/jospt.2004.34.10.610.
Davis L, Wellman H, Punnett L. Surveillance of work-related carpal tunnel syndrome in Massachusetts, 1992-1997: a report from the Massachusetts Sentinel Event Notification System for Occupational Risks (SENSOR).Am J Ind Med.2001;39:58-71.
Selye, H., 1956. The Stress of Life (O Stress da Vida). Nova Iorque: McGraw-Hill Co.
Piko, B.F., 2006. Burnout, conflito de papéis, satisfação no trabalho e saúde psicossocial entre o pessoal de saúde húngaro: A Questionnaire Survey. Revista Internacional de Estudos de Enfermagem, 43: 311-318.
Noblet, A., J. Rodwell e J. McWilliams, 2001. The Job Strain Model is Enough for Managers (O modelo de tensão no trabalho é suficiente para os gestores). Journal of Managerial Psychology, 16(8): 635-649.
Beehr, T.A. e J.E. Newman, 1978. Job Stress, Employee Health and Organizational Effectiveness: A Facet Analysis, Model and Literature Review. Personnel Psychology,31: 665-699.
Juulkristensen B, Jensen C. Self-reported workplace related ergonomic conditions as prognostic factors for musculoskeletal symptoms: the "BIT" follow up study on office

workers.Occup environ Med 2005;62(3):188-94.

http://www.fisioclinic.com/public/sito/documenti/ext/Global_Postural_Reedu cation%20-%20Emiliano%20Grossi.pdf.

Jepsen, J.R. & Thomse, G. (2008). "Prevenção de sintomas dos membros superiores e afecções nervosas em operadores de computador: o efeito da intervenção por alongamento". Jornal de Medicina do Trabalho e Toxicologia 3:1.

Omer, S.R., Ozcan, E., Karan, A. & Ketenci, A. (2003/2004). 'Musculoskeletal system disorders in computer users: effectiveness of training and exercise programs'. Back Musculoskeletal Rehabilitation17: 9-13.

Saltzman, A. (1998). Perceção do utilizador de computador sobre a eficácia dos minibreaks de exercício. In Proceedings of the Silicon Valley Ergonomics Conference and Exposition. Silicon Valley, CA, 147-151.

http://www.businessdictionary.com/definition/job-enrichment.html.

Andersson GJB, Murphy RW, Ortengren R, Nachemson AL: A influência da inclinação do encosto e do apoio lombar na lordose lombar.Spine1979, 4:5258.

Seguin R1, Buchner DM2, Liu J3, Allison M4, Manini T5, Wang CY3, Manson JE6, Messina CR7, Patel MJ8, Moreland L9, Stefanick ML10, Lacroix AZ et al.Sedentary behavior and mortality in older women: the Women's Health Initiative. Am J Prev Med. 2014 Feb;46(2):122-35. doi: 10.1016/j.amepre.2013.10.021.

Dunstan, D.W., B.A. Kingwell, R. Larsen, G.N. Healy, E. Cerin, M.T. Hamilton, J.E. Shaw, et al. 2012. A interrupção da sessão prolongada reduz as respostas pós-prandiais da glicose e da insulina. Diabetes Care 35:976 -983.

Johan HA, Nils F, Jane FT, Sigurd M. Risk factors for neck and upper extremity disorder among computer users the effect of intervention: Uma visão geral da revisão sistemática. Plos one, 2011; 6 (5) e19691.

http://dx.doi.org/10.1371%2Fjournal.pone.0019691.

Silverstein MA, Silverstein BA, Franklin GM. Evidence for work-related musculoskeletal disorders: Um contra-argumento científico. Journal of Occupational and Environmental Medicine, 1996; 38 (5): 477-484.

Tella BA, Akodu AK, Fasuba OO. A prevalência de lesões por esforço repetitivo no pescoço e nas extremidades superiores entre trabalhadores bancários em Surulere, Lagos, Nigéria. Internet Journal of Rheumatology, 2011;6 (2) DOI: 10.5580/2900.

Hodgson JT, Jones JR, Elliot RC, et al. Doença relacionada com o trabalho auto-relatada. Sudbury, SuVolk: HSE Books, 1993.Sitting and low back pain: the positive effect of rotary dynamic stimuli during prolonged sitting. Eur Spine J. 1999;8(3):187-93.

NIOSH (1997). Musculoskeletal Disorders and Workplace Factors, NIOSH Publication No. 97-141, http://www.cdc.gov/niosh/docs/97-141.

McCauley Bush, P. (2011) Ergonomics: Princípios fundamentais, Applications and Technologies, an Ergonomics Textbook; CRC Press, Taylor & Francis, Boca Raton, FL.

Corlette TH1, Cole IE, Albsoul N, Ayyash M.Neck dissection of level IIb: is it really necessary. Laryngoscope. 2005 Sep;115(9):1624-6.

van Deursen LL1, Patijn J, Durinck JR, Brouwer R, van Erven-Sommers JR, Vortman BJ . Sentar-se e dor lombar: o efeito positivo dos estímulos dinâmicos rotativos durante uma sessão prolongada. Eur Spine J. 1999;8(3):187-93.

Piccoli B; Comité Científico do ICOH. A critical appraisal of current knowledge and future directions of ergophthalmology: consensus document of the ICOH Committee on 'Work and Vision'. Ergonomics. 2003 Mar 15;46(4):384-406.

Risk assessment essentials, Agência Europeia para a Segurança e a Saúde no Trabalho, http://hwi.osha.europe.edu.

file:///C:/Users/mamy/AppData/Local/Temp/Ergonomic_Whitepaper.pdf

Hagberg M, A. Toomingas e E. Wigeaus Tornqvist, "Self-reported reduced productivity due to musculoskeletal symptoms: Associations with workplace and individual factors among white collar computer users," Journal of Occupational Rehabilitation, 2002,12 :151-62.
http://www.ilo.org/wcmsp5/groups/public/---ed_protect/---protrav/---safework/documents/presentation/wcms_232617.pdf.
DulJ, Weerdmeester B. Ergonomia para principiantes. Terceira edição. London. CRC press; 2008.
CorlettI E N,Manenica .The Effects and Measurements of Working Posture. Appl Ergo 1980;1(1):7-16.
Kogi K, Kawakami T, Itani T, JM Batino. Melhorias de baixo custo no trabalho que podem reduzir o risco de perturbações músculo-esqueléticas. Int J Ind Ergon 2003;31(3):179-84.
Bernard BP. Musculoskeletal Disorders and Workplace Factors: A Critical Review of Epidemiologic Evidence for Work-Related Musculoskeletal Disorders of the Neck, Upper Extremity, and Low Back.CDC.1997.DHHS (NIOSH) Publication No. 97B141. Availableat http://www.cdc.gov/niosh/docs/97-141/pdfs/97-141.pdf.
Korhonen T, Ketola R, Toivonen. Preditores individuais e relacionados com o trabalho para a dor de pescoço incidente entre empregados de escritório que trabalham com unidades de visualização de vídeo. Occup Environ Med 2003;60:475-482.
Hernandez LO, Gonzalez ST, Alcantara SM, Ramirez IM. O uso do computador aumenta o risco de distúrbios músculo-esqueléticos entre os trabalhadores de um jornal. Arch Med Res 2003;34:331-342.
Bongers PM,de Winter CR, Kompier MA et al. Psychosocial factors at work and musculoskeletal disease. Scand J Work Environ Health1993;19:297-312.
Faucett J, Rempel D. VDT-related musculoskeletal symptoms: interactions between work posture and psychosocial work factors. Am J Ind Med1994;26:597-612.
Tittiranonda P, Burastero S, Rempel D. Risk factors for musculoskeletal disorders among computer users. Occup Med1999;14:17-38.
Nakazawa T, Okubo Y, Suwazono Y, et al. Associação entre a duração da utilização diária de VDT e sintomas subjectivos. Am J Ind Med 2002;42:421-26.
Ferramenta de estação de trabalho de computador. Administração de Segurança e Saúde Ocupacional. dezembro de 2008; Disponível em Disponível de:http://www.osha.gov/SLTC/etools/computerworkstations/index.html.
Cook CJ, Kothiyal K. Influence of mouse position on muscular activity in the neck, shoulder, and arm in computer users. Appl Ergon1998;29:439-443.
Feveile H, Jensen C, Burr H. Risk factors for neck, shoulder and wrist-hand symptoms in a 5-year follow up study of 3,990 employees in Denmark. Int Arch Occup Environ Health 2002;75:243-51.
Jmker SI, HuysmansMA, Blatter BM, vander Beek AJ, van Mechelen W, Bongers PM. Should office workers spend few hours on their computers. Occup Environ Med 2007;64(4):211-222.
van Deursen LL, Patijn J, Durinck JR, Brouwer R, van Erven Sommers JR, Vortman BJ. Sentar-se e dor lombar: o efeito positivo dos estímulos dinâmicos rotativos durante a posição sentada prolongada. Eur Spine J 1999;8(3):187-93.
Bammer G, Martin B. Os argumentos sobre as LER: um exame. Community Health Study1988;12:348-58.
CWA Occupational Safety and Health manual: washington DC; 2000; Disponível em: www.cwaunion.org/issues/entry/c/health-and-safety.
Ketola R, Toivonen R, Hakkanen M. Effects of ergonomic intervention in work with video display units. Scand J Work Environ Health 2002;2(1):18- 24.

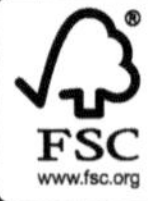